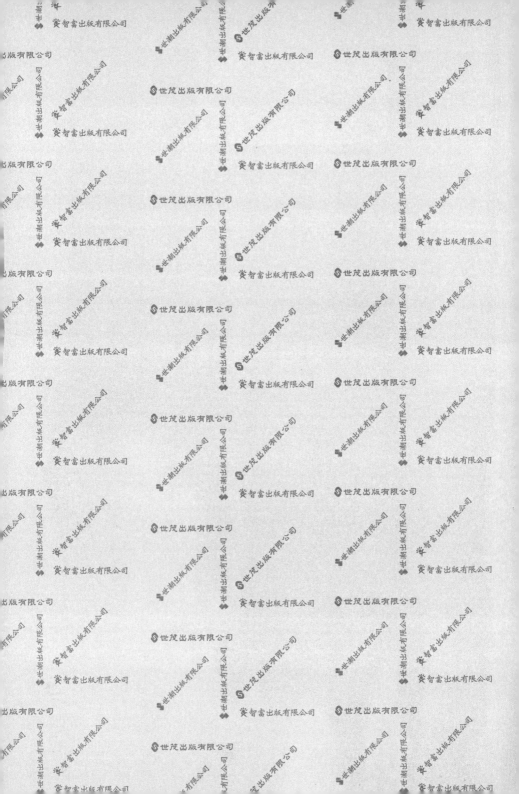

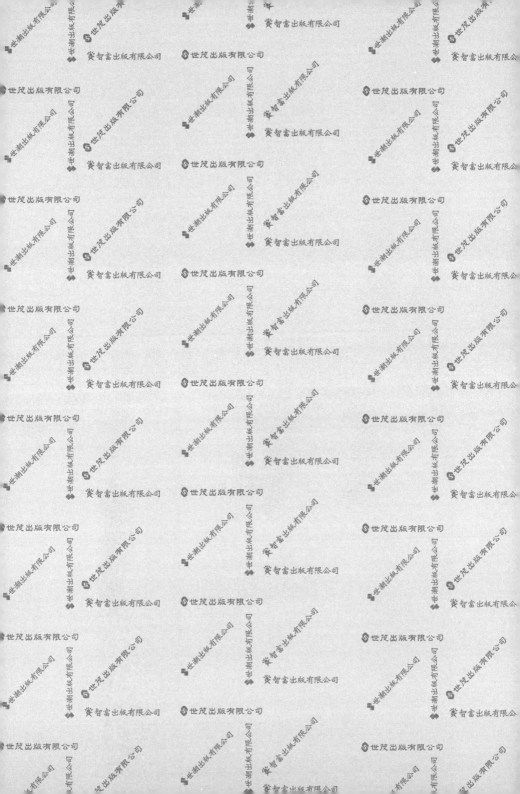

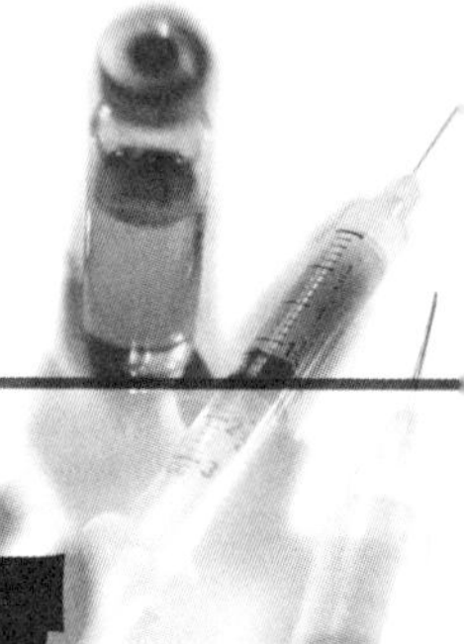

圖解過敏與免疫的機制

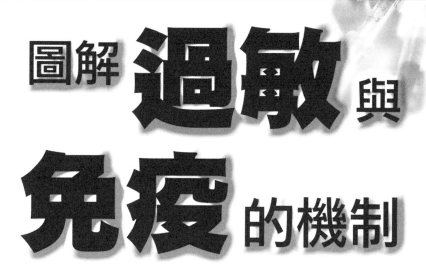

Allergy

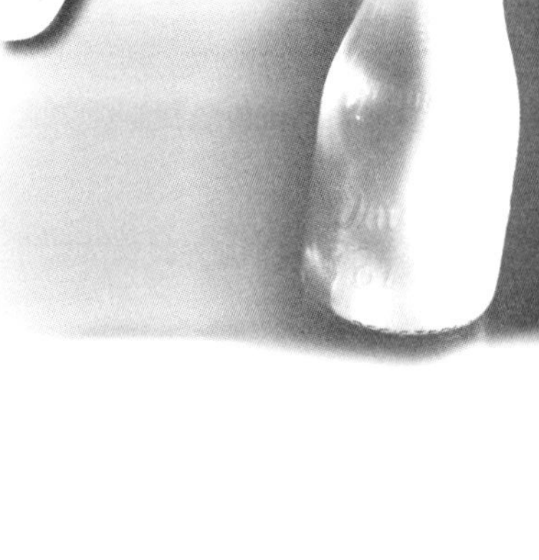

上野川修一◎著
譚健民◎審訂
施聖茹◎譯

前言

大家知道什麼是過敏嗎?也許並不清楚，但是在日常談話中卻也會無意中使用過敏這個字眼吧?事實上，很多人有過敏的煩惱，過敏正以驚人的速度在不斷增加中。沒有過敏的人，也承受著過敏的威脅。在現代社會中，過敏對大家而言是近在咫尺、人人關心的話題。

過去幾乎不明白其發生機制，因此無法充分預防，確立正確的治療方法。但是最近科學進步，已經逐漸了解過敏的發生機制。

本書對於有趣的謎團現象，藉由現代科學的成果，以插圖或圖片來表現，讓大家都能夠了解。其中尤以食物過敏占了很大的篇幅，因爲在過敏當中，食物過敏有增加的趨勢，很多人深感興趣，而這也是因爲明白了食物和過敏關係密切的緣故。

作者對於食物過敏，以及成爲過敏原蛋白質的形狀以及構造，還有當食物吸收到腸道，尤其是繁雜的免疫系統中時，會以什麼樣的發生機制引起過敏等議題，長期以來一直很感興趣，因此進行了各種研究。原本應該讓我們身體健康的「生命」的泉源——食物，爲什麼會出現過敏這種惡作劇的現象，作者覺得很不可思議，一直想要找出答案，所以本書中對於這部分會多加敘述，而這也應該是更容易讓大家了解的方法。因此本書以食物過敏爲主題來探討過敏的問題。

市面上關於過敏的書籍很多，可是似乎都無法符合讀者的要求。讀者提出希望能夠有簡單解釋過敏發生機制的書，因此才有了本書。本書盡量避免專業用語，擁有其他相同主題的書所沒有的簡易性，詳細敘述與過敏有關的免疫互動機制，這些就是本書的特色。

以此爲主旨而寫成的本書，如果能夠讓大家眞正了解過敏，就是作者的喜悅。

上野川修一

1章 食物與過敏及免疫力的關係

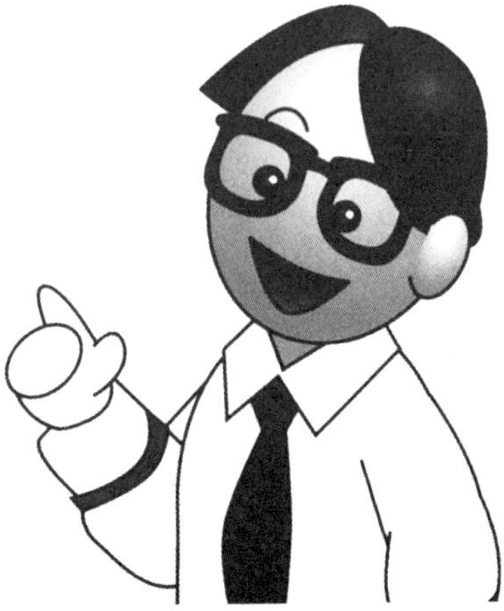

2章 我們的身體與食物的構造

3章 何謂過敏

4章 免疫力

6章 食物過敏的預防與治療

7章 過敏藥物

1 章 食物與過敏及免疫力的關係

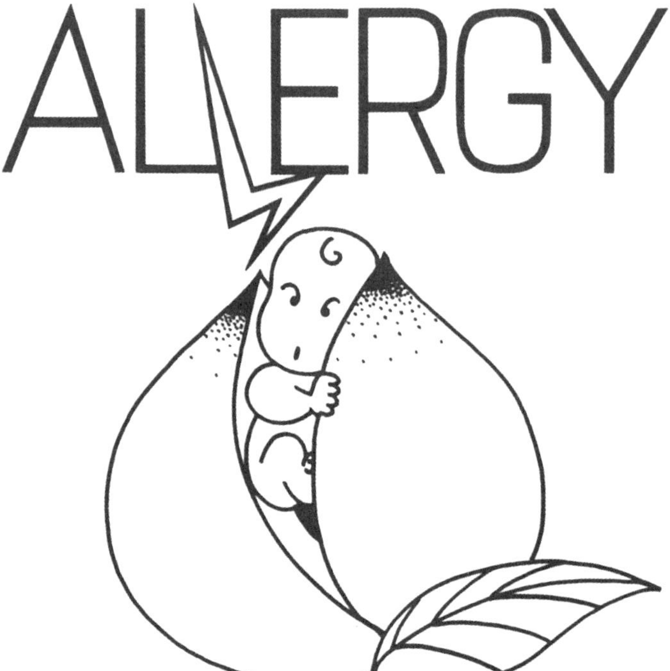

蛔蟲是人類的同志嗎？

過敏患者不斷增加

■ 不同年齡、區域的過敏症狀比較 (單位：%)

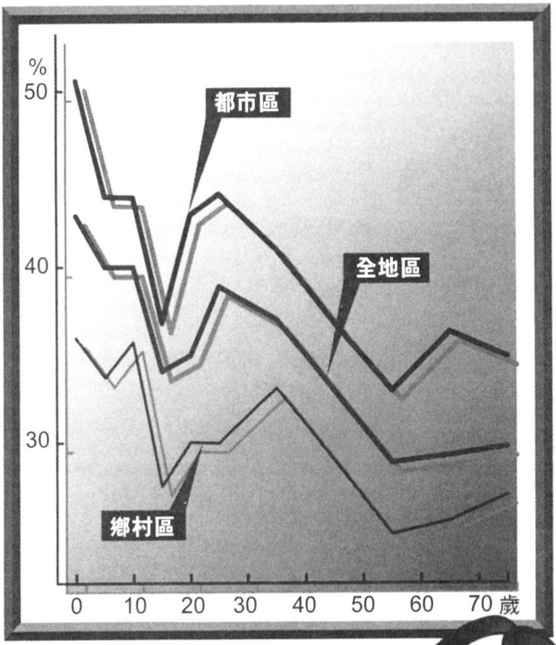

（根據厚生省「1991年保健福利動向調查」製成的圖表）

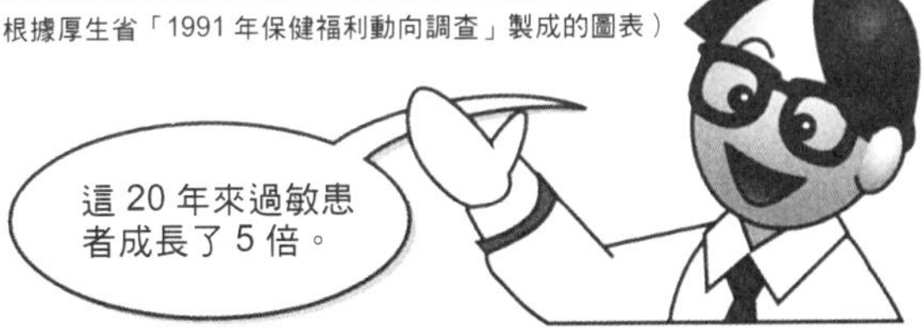

食物和健康有密切的關係，隨著飲食生活的改善，很多疾病都減少了。

但是也有很多疾病明顯的增加了，過敏就是其中之一。這二十年來，過敏患者增加多達五倍。根據日本厚生省過敏研究所最近的調查，全人口的三〇%都有不等程度過敏症狀。

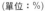

過敏原本是攻擊外敵、保護自身的免疫系統出現異常現象，錯認攻擊目標，反過來攻擊自己組織細胞所造成的現象。症狀有異位性皮膚炎、支氣管氣喘、過敏性鼻炎等，基本上都是基於同樣的發生機制而發生的。

過敏急遽增加的原因衆說紛紜，有人認爲肇因於飲食生活的歐美化、農業及食品添加物的影響、大氣污染等。最近有一個新的說法，認爲是因爲蛔蟲（一種寄生蟲）在人體內消失了。也許大家覺得這個說法很奇特，所以在此要稍加說明。

這個說法的根據是，過敏原本是不讓蛔蟲在體內增加的免疫反應，但是戰後日本國內普遍使用驅蟲藥，因此蛔蟲幾乎完全從體內消失，於是失去攻擊對象的免疫反應就開始攻擊自己的身體。

在人類誕生的數百萬年前，蛔蟲會很自然的寄生在人體內。爲了避免蛔蟲寄生在體內，在進化過程中就產生出加以排除的機制。這就是免疫系統原有的作用。進入人體內的蛔蟲不久就會死亡，因此這幾百萬年來，蛔蟲一直與人類保持共生的狀態。

這五十年來，由於驅蟲藥的發達，我們體內的蛔蟲消失了，但是排除蛔蟲的機制卻依然殘留著。排除蛔蟲的機制無法順應新的狀態，因此引起混亂，開始攻擊自己，這就是過敏的現象。

雖然這種說法眞僞未定，但是在探討我們的身體時，這的確是頗耐人尋味的說法。

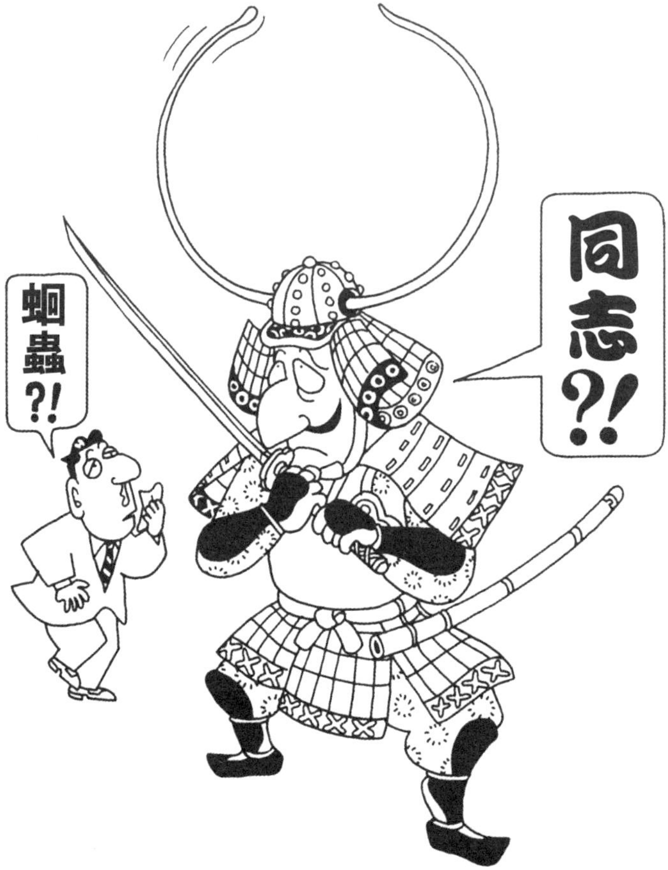

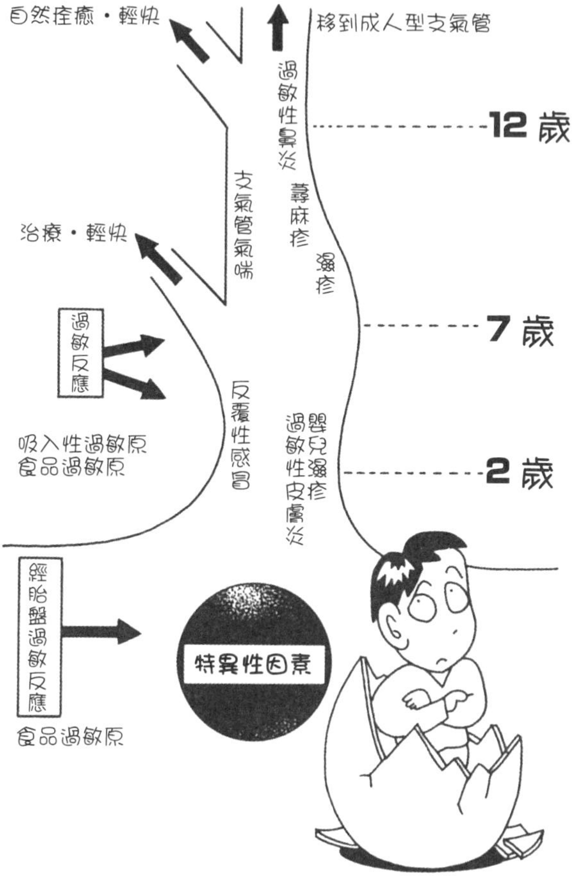

過敏是從食物過敏開始的

食物與過敏的關係

我們如果不從體外攝取食物，就無法活下去。但是食物卻成了過敏的原因，而稱爲食品過敏或食物過敏。

這類的過敏大多是特定食物造成的。成爲過敏患者原因的食品，主要是蛋，占五成，其次是米穀、豆、魚與蔬果類。

這些都是嬰幼兒期和少年期成長所需要的物質，營養價值很高。長大成人之後要維持健康、有活力的生活，也需要這些食品群。

反過來說，爲了維持生存，每天都要吃這些東西，因而引起過敏的頻率也會增高。

發生食物過敏症狀的年齡具有特定傾向。例如因爲蛋或牛奶等引起過敏的患者集中在〇～二歲階段，兩歲以上就會減少。

過敏症例當中最多的，就是吸

入塵蟎而發病的過敏，這在兩歲以上出現的情形不減反增。對食物過敏容易受到腸道免疫系統或經口免疫耐受性的影響。

也就是說，○～二歲間，腸的功能尚未完全成熟，不論是消化經口進入的食品，或是篩選病原體和食物的力量都比較弱。長大成人之後免疫系統會逐漸發達，但是在孩提時期並不發達，因此有些嬰兒會經常出現腹瀉等現象。

此外，○～二歲幼兒與大人相比，蛋白質較易進入腸道，滲入血管，這就是這個時期會集中出現過敏症狀的原因。

一般人認爲食物過敏是嬰幼兒常有的現象，長大以後就不用擔心這個問題了。但是這是錯誤的想法。嬰幼兒時期的食物過敏，有可能成爲因爲塵蟎過敏而導致的吸入性過敏等的原因。

曾經引發食物過敏的孩子，即使已經痊癒，卻會因爲塵蟎等原因而發生更嚴重的過敏症。亦即食物過敏會成爲其他過敏症的引發關鍵。

過敏可以說是從食物過敏開始的。

■「吃什麼東西會在 1 小時內出現皮膚症狀或身體惡化現象？」回答結果如下

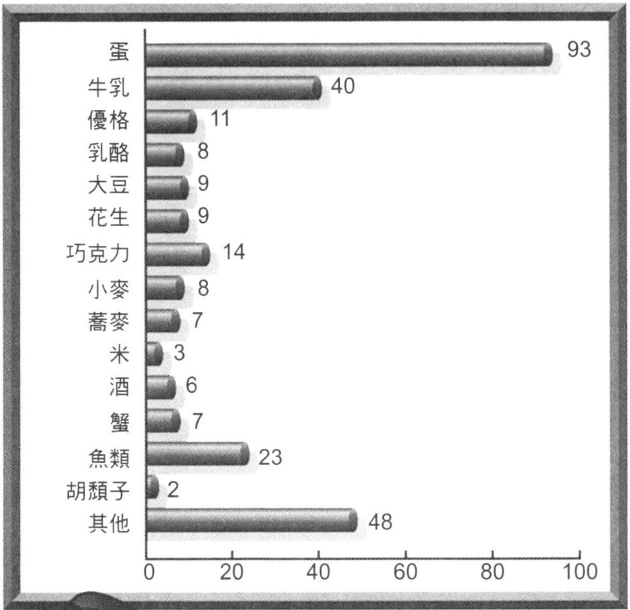

（168 名即時型過敏陽性幼兒複選回答）
根據厚生省「食物與健康相關檢討委員會」報告書

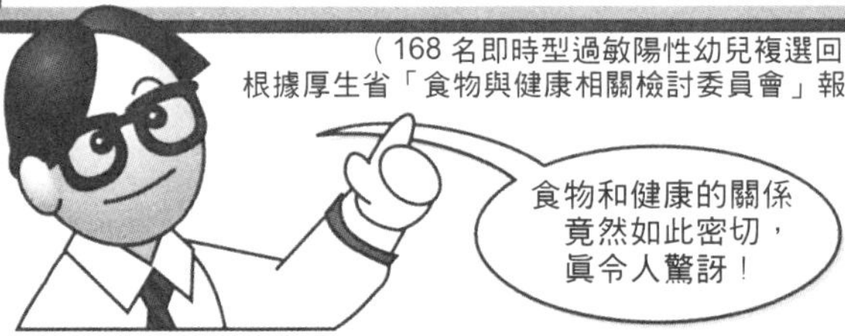

16 桃子或西洋芹也會引起過敏嗎?

食物過敏情形因國而異

引發過敏症狀的物質稱爲過敏原，而像花粉、塵蟎等吸入性過敏原並不只一種。例如在日本提到造成過敏原因的花粉，大多是指杉木，而在外國則可能是白樺或美洲豚草等。依國家的不同，過敏原也不同。同樣的情況也出現在食物上。

在日本，如第3章所述，蛋是最大的過敏原，其次是牛奶、肉、魚等。但是依國家的不同，飲食生活習慣等的不同，引起過敏的過敏原也會有所不同。

左圖上方表格說明了各國有不同的過敏原，其提出的資料包括美國(列舉兩種不同的調查結果)、瑞士、瑞典、以色列。

美國和日本非常類似，主要的過敏原是蛋和牛奶，此外還有花生，這點讓人感覺到國民性的不同。

瑞士則出現令人覺得奇怪的結果，亦即西洋芹和胡蘿蔔會引起過敏。其後續發展有待今後的觀察。

在瑞典，一般被視爲過敏原的蛋和牛奶比例較低。在以色列則稍有不同，以堅果類較多，桃子的數值較高。我並不熟悉以色列的飲食生活，所以不表意見，但是桃子成爲過敏原的數值竟然這麼高，其原因令人深感興趣。

由此可知，只要看各國成爲過敏原因的食物是什麼，就反應出各國的飲食生活。以日本人的角度來看，桃子、胡蘿蔔等會成爲引起過敏的原因，是很不可思議的事情。但是探討食物過敏時，任何食物都可能成爲過敏原。

日本厚生省的食物與健康相關檢討委員會，以全國七都道府縣一三三六名〇～六歲幼兒爲對象進行調查，十三%有嘴唇腫脹、蕁麻疹的症狀出現。

各國的過敏原

	美國(A)	美國(B)	瑞士	瑞典	以色列
蛋	21	54	5	3	—
牛乳	13	28	10	1	—
花生	39	28	—	—	31
核桃	8	—	—	5	—
檟如果	6	—	—	—	—
榛果	—	—	—	10	—
杏仁	—	—	—	—	39
大豆	—	12	—	—	—
魚	5	9	—	—	—
甲殼類	—	—	6	6	—
蘋果	—	—	—	8	—
桃子	—	—	—	—	75
橘子	—	—	—	—	9
西洋芹	—	—	45	—	—
胡蘿蔔	—	—	14	—	6
小麥	—	10	—	—	—

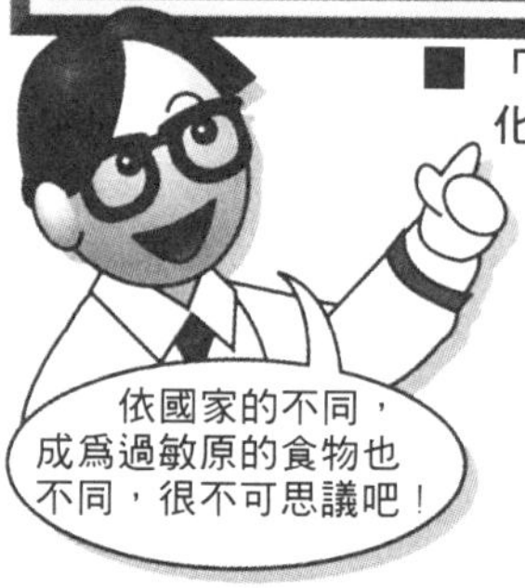
依國家的不同，
成為過敏原的食物也
不同，很不可思議吧！

「吃了特定的食物之後，在 1 小時之內皮膚是否會出現變化、身體出現狀況或生病？（食物中毒不算）」的回答

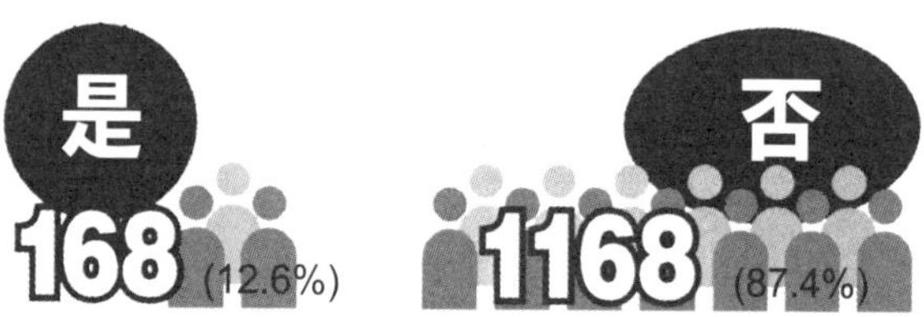

「吃什麼東西會在 1 小時內出現皮膚症狀、身體惡化的症狀？」回答結果如下

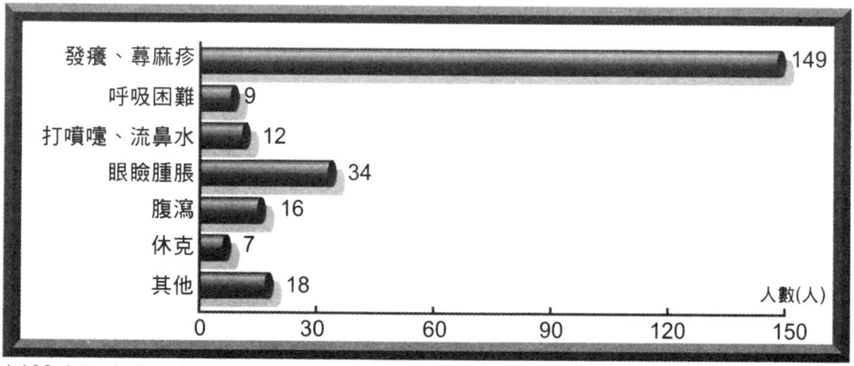

（168 名即時型陽性過敏幼兒複選回答）根據厚生省「食物與健康相關檢討委員會」報告書

免疫力從食物開始

食物與免疫力的關係

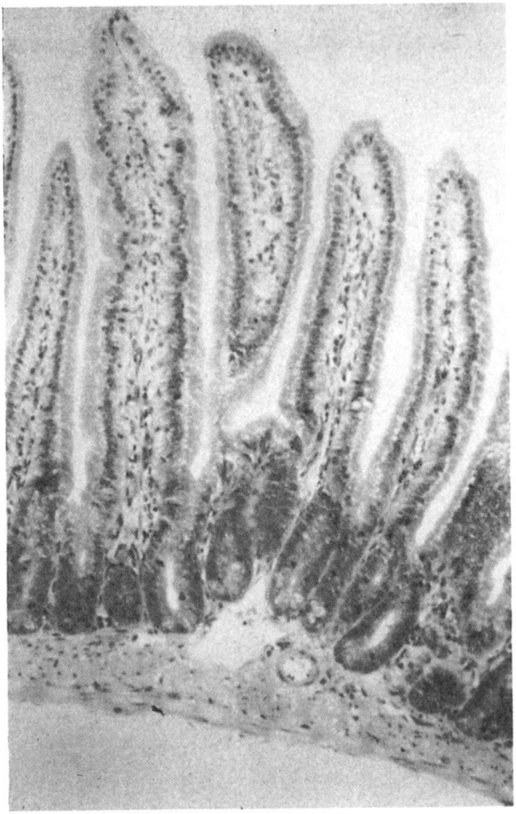

吸收細胞

攝食行爲，也就是吃東西，對維持生命活動而言很重要，例如生命的誕生、生命維持生存都需要食物。因此，擁有優先有效獲得食物手段的生命體，才能夠在進化過程中被選擇留存下來。

本書的主題之一就是食物與免疫力，這兩者從原始生命體時代就有密切的關係了。單細胞等原始生命體，是從外界直接攝取營養源。

攝取營養源的同時，如果攝取的對象是外敵（就免疫系統而言就是異物），則將具有破壞作用。換言之，攝取行爲和免疫行爲是同一種行爲。

之後在進化過程當中，產生了能夠獲得更高度攝食行爲與免疫行爲的生命體。現在，腸道的吸收細胞還有兼具免疫作用抗原標示細胞。

身體的免疫器官

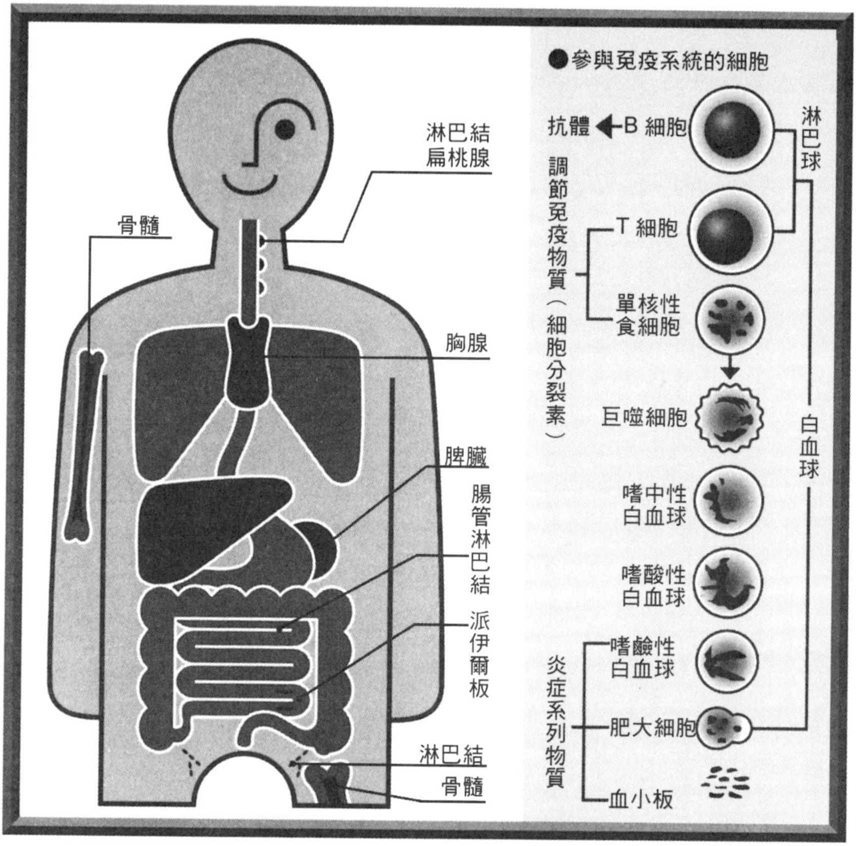

基於這些事實，我們了解到食物會產生免疫系統。也就是說，在思考吃這個問題時，要先明白攝取食物到底是什麼樣的生命活動。

例如，免疫系統當中力量最強的是腸道免疫系統，這證明了生命會意識到攝取的食物，並進而建立免疫系統。

再進一步來看，腸道免疫系統會排除病原體，但是卻能夠接受食物的成分，很明顯的發揮了記憶應接收物與應排除物的作用。

最近，甚至提出了腸道免疫系統認識食量的作用的研究結果，證明了我們的免疫系統是意識到食物而建立起來的。

關於腸道免疫系統，以後再加以說明。

繩文人輸給彌生人的原因

飲食生活影響免疫力

最近考古學家也開始研究飲食生活與文化的關係，尤其將焦點集中在繩文式文化及彌生式文化上。

大家都知道，繩文時代主要是採集周遭的東西來吃，以維持生命。而彌生時代則是以稻作爲主，藉著栽培農業得到糧食以維持生命。在這種糧食生產方法出現戲劇性變化的背景，推測也和免疫力有關。

繩文時代後期，繩文人所生活的日本列島有許多來自大陸的人。來到此地的人爲日本帶來稻作，建立了後來的彌生時代，但是同時也帶來了結核菌。由大陸帶來的結核菌消滅了繩文人。

爲什麼繩文人對結核菌的抵抗力比遠道而來的彌生人更弱呢？原因就在於飲食生活不同。以採集爲主的繩文人，經常處於糧食供應不足的狀態，營養情形不佳，因此抵抗力十分脆弱。面對由大陸引進的力量強大的結核菌，繩文人當然無法抵擋。而彌生人藉由稻作可以獲取穩定的糧食，營養狀態比繩文人好，對於結核菌當然具有抵抗力。

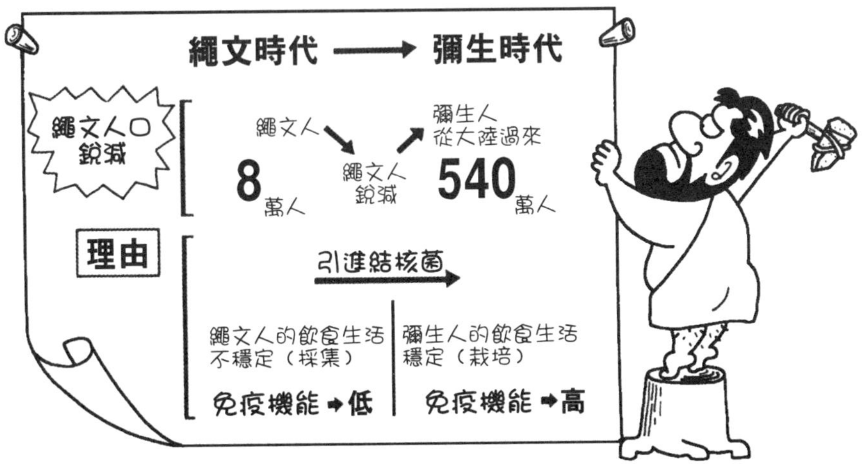

換言之，飲食內容的差別，導致繩文人與彌生人免疫力的差別。

所謂繩文人與彌生人免疫力的差別，是古老時代的事情，現在只是推測如此而已。不過根據最近五〇年飲食生活和免疫系統的相關調查，可以得到強而有力的證明。

日本戰後飲食生活變化的一大特徵，是動物性食品的攝取量增加。大部分動物性食品本來就含有能夠強化免疫系統的蛋白質。

在總蛋白質方面，動物性蛋白質的比例，在戰後爲三〇%左右，現在則達到五〇%以上。以能夠給予免疫系統的營養這點來考慮，攝取含有大量氨基酸的動物性蛋白質，比攝取植物性蛋白質更好。也就是說，攝取動物性蛋白質能夠強化免疫系統，因此因爲各種病原體而造成的感染，以及因感染而造成的死亡率就會減少。

戰後結核等造成的死亡率銳減，抗生素功不可沒，但是因爲改善飲食生活伴隨而來的強化免疫系統，應該也是原因之一。其結果使得壽命延長。

■ 動物性蛋白質與平均壽命（女性）

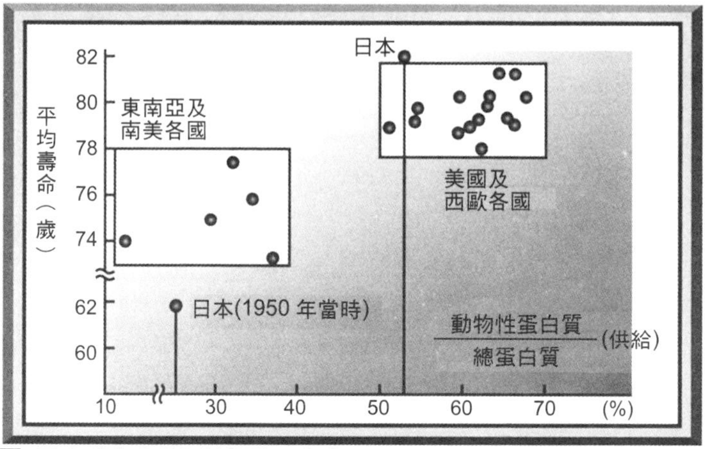

■ 三大成人病的年齡調整死亡率

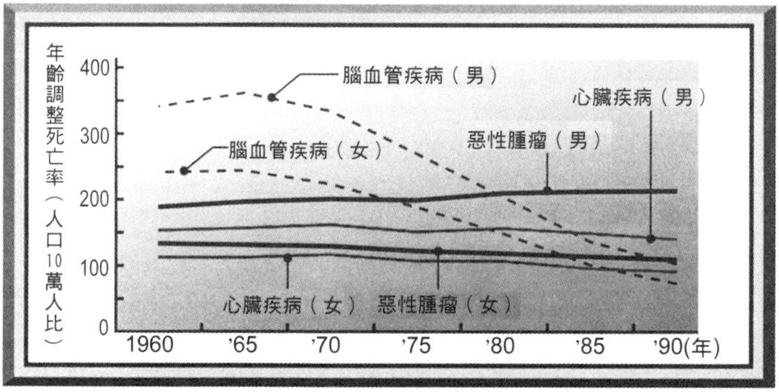

健康的秘訣在於攝取均衡的營養

食物的成分與免疫力

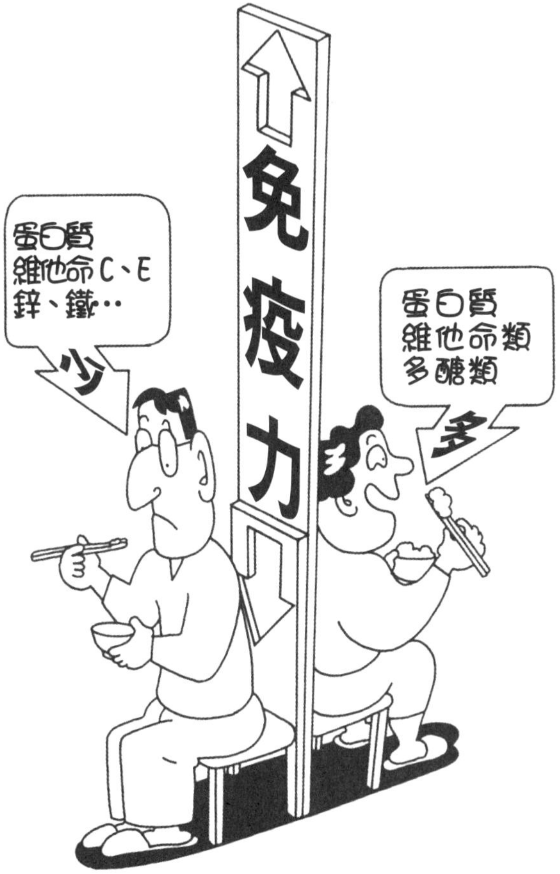
免疫力
蛋白質
維他命C、E
鋅、鐵…
少
蛋白質
維他命類
多醣類
多

如前所述，飲食生活的變化對免疫系統的作用有重要的影響。

尤其充分不攝取動物性蛋白質會使免疫作用明顯降低。如果長期持續無法攝取蛋白質的狀態，則即使是健康人，也會因爲原本可以排除的毒性或感染性較低的細菌而死亡。

此外，具有免疫作用的礦物質也是必要的物質。例如鐵、鋅、鎂等一旦缺乏時，免疫作用也會降低。缺乏維他命，也會使得免疫作用降低。

關於這些成分，會在第2章加以探討。

其次，爲各位介紹最近成爲話題的食物成分與免疫力的相關報告。雖然目前其功能尚未充分檢討出來，但是其中能夠使頭腦功能活化而一躍成名的二十二碳六烯酸

（DHA）或二十碳五烯酸（EPA）都是一種脂肪酸，原本就因爲能夠防止心肌梗塞而著名。這種脂肪酸在魚類中含量較多，所以經常吃魚的愛斯基摩人比起較不常吃魚的人而言，較不容易罹患心肌梗塞。根據報告顯示，這些脂肪酸能夠抑制過敏反應，因此可以用來治療過敏。

但是逐漸明白其作用機制之後，發現攝取過多反而會減退免疫功能。也就是說，過度攝取這類特定的脂肪酸，會降低免疫作用，容易感染細菌。這個例子告訴我們，營養均衡十分重要。

食品成分與免疫力的作用

EPA、DHA	抑制過敏
寡糖	調整腸內菌的內容，使雙歧乳桿菌增加
β-胡蘿蔔素、維他命 A	防癌、活化免疫作用
食品	活化免疫
食物纖維	促進腸道的運動、抑制大腸癌
雙歧乳桿菌、來自海藻的多糖類	活化免疫作用
乳酰肝褐質	活化免疫作用

與食品成分有關的疾病

心臟血管疾病	動物性脂肪及膽固醇較多的飲食、肥胖
癌症	脂肪較多的飲食、維他命 A、β-胡蘿蔔素、食物纖維、某種蔬菜較少的飲食
糖尿病	肥胖
肝硬化	飲酒過量、低營養狀態
不孕症	消瘦、肥胖、缺乏鋅（男性）
孕產婦、新生兒的健康問題	孕產婦消瘦、肥胖、低營養狀態、維他命及礦物質攝取過剩、飲酒過量
兒童發育遲緩	低熱量飲食、低蛋白飲食、鐵或鋅較少的飲食
蛀牙	攝取太多甜食
缺鐵性貧血	鐵較少的飲食
便秘	食物纖維較少的飲食、水分較少的飲食
肥胖	熱量攝取過剩
消瘦	熱量攝取不足
高血壓	鈉較多的飲食、飲酒過量、肥胖
骨質疏鬆症	鈣、維他命較少的飲食

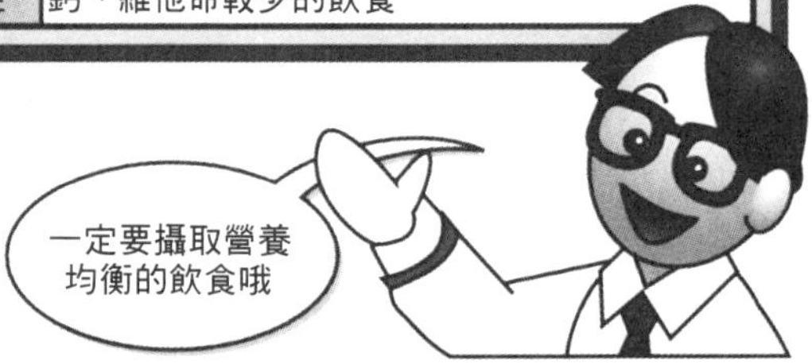
一定要攝取營養
均衡的飲食哦

21世紀的理想食物

食物與生命的問題

日本食品工業技術革新，對日本人的健康與生活具有極大的貢獻。因爲技術革新，於是可以供應豐富且營養價值高的食品。

因此日本人的飲食生活顯著改善，壽命也大幅度增長。其要因之一，即爲供應充分的動物性蛋白質，因而提升了免疫機能。但是同時過敏患者也有增加的趨勢。

所以食物不僅與免疫力有關，與整個身體生命的運作都有密切的關係。

21世紀的食物應該是什麼樣的內容？或是我們應該怎麼做呢？這都是我們應該探討的問題。

首先最重要的是要意識到食的問題，徹底了解生命的架構原理。不僅是免疫系統，還有神經系統、內分泌系統、循環系統，這些系統究竟能夠接受食物成分到何等程度？此外，也要明白與食物成分對應的接收體、運送體兩者的相互作用，以及細胞生命應答等，藉此可以了解食物成分在生命活動中的作用。

同時，在基因方面進行關於食品的研究也很重要。生命對於食品成分的應答在個體之間有很大的差距。這個差距是由於接受食品成分的生命方面的基因構造或發現效率的差距，也就是遺傳的多樣性而造成的。

最近，人類基因構造的解析有急速的進展，活用這些資料，就可以明白基因多樣性的內容，更甚者還可以預知可能發生的疾病，最後就能夠設計出理想的食品。

如果這個想法可以實現，那麼相信我們所尋求的21世紀的理想食品就能夠實現。

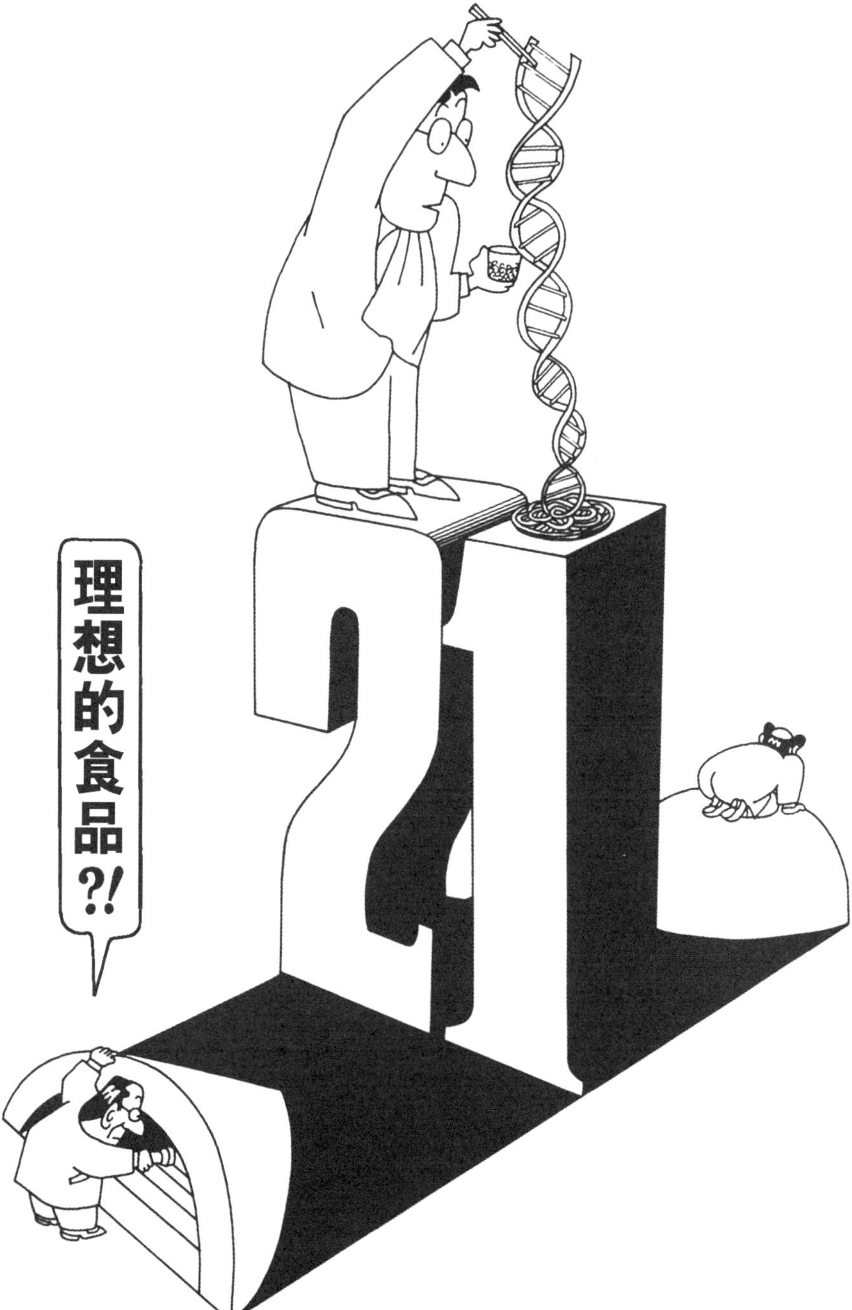
理想的食品?!
21

專　欄

基因改造食品與過敏

最近報章雜誌上有很多基因改造食品與過敏的討論。美國推出保存期限較長的番茄的事情，透過日本電視、報紙的大幅報導，相信大家都知道了。

在日本，爲了確認基因改造食品的安全性，因此厚生省製作了「基因改造作物的安全性評估指針」，一些企業也提出了安全性的確認申請。

所謂基因改造食品，例如讓玉米具有抵抗除草劑或害蟲的作用，亦即將具有這類作用的蛋白質或酵素的基因注入玉米當中，製造出基因改造的玉米來。

並不是原有成分的蛋白質進入了基因改造的玉米當中，這個成分會不會造成過敏的原因呢？很多人會覺得不安。但是這種蛋白質會不會引起過敏反應，有一部分也是由基因所決定的。

因此，同樣是蛋白質，有的人會引起過敏，有的人則不會。

如上所述，吃基因改造食品不見得一定會引起過敏。但是也的確有人因此而引起過敏，這是不可否認的事實。所以一定要充分調查因爲基因食品改造而引起過敏的人占有多少的比例。

2章

我們的身體與食物的構造

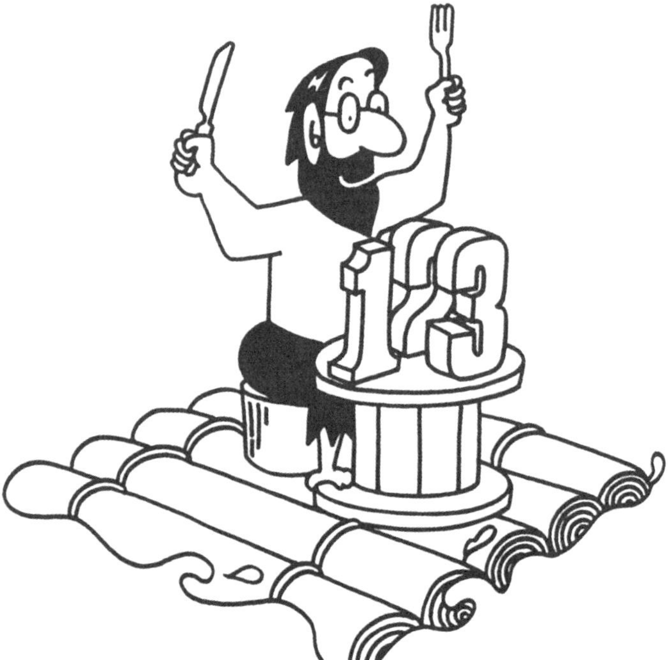

人類並不是由亞當、夏娃製造出來的

我們身體的構造

食物進入體內之後，最初會產生什麼樣的情況呢？

經口進入的食物通過食道之後到達胃。食物大半會在胃中被消化掉，然後重新製造出適合各部位的成分，運送到體內各處。不被吸收或是對身體而言不必要的物質，則

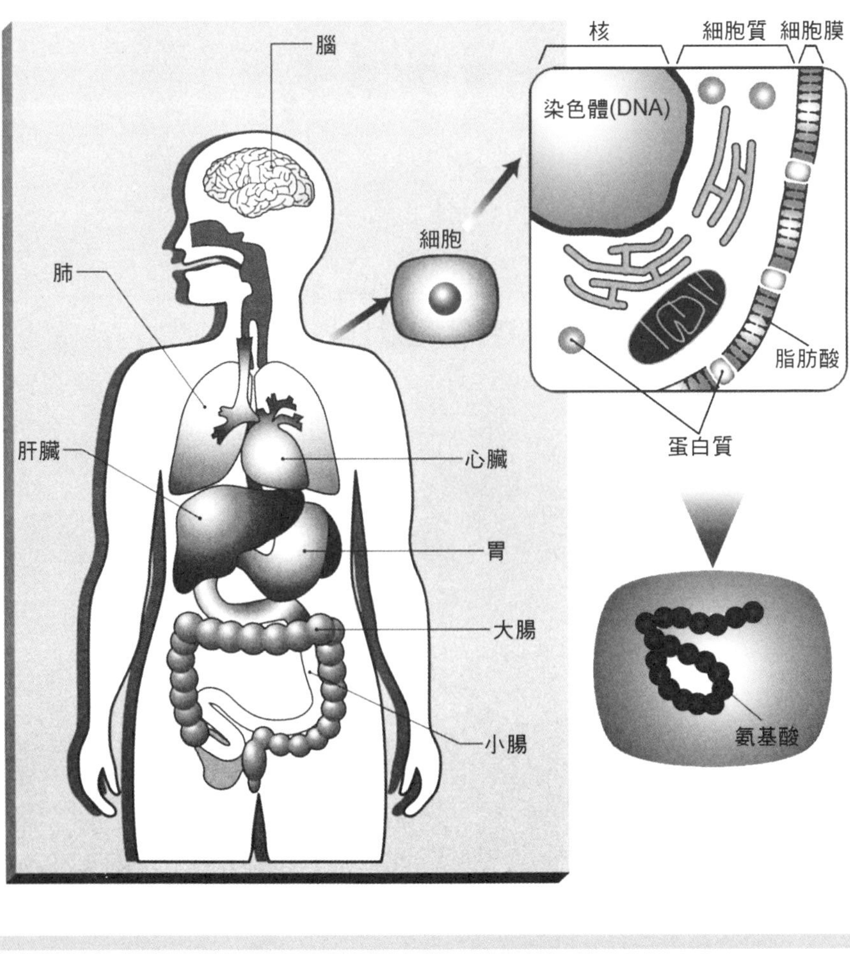

經由腸道由肛門排出體外。

那麼我們的身體到底是如何構成的呢？簡單的說，我們的身體是由細胞所構成的。換個方式來看，就是以下的情況。首先所有的物質都是由原子構成的，原子的集合體成爲低分子氨基酸，然後又變成高分子蛋白質，集合起來就成爲細胞小器官→細胞→組織→器官→個體。也就是從簡單趨於複雜而後形成一個個體。這種想法在說明生物這個複雜概念時非常有效。

換言之，我們的身體並不是由亞當、夏娃製造出來的，而是由原子或高分子的集合體巧妙的組合在一起，而後形成細胞，再由細胞形成組織、組織形成器官，以組合、堆積的方式形成一個人，構成了個體。

基於這個想法，最近提出了自體相似理論。即擁有與自己相似構造的圖形。因此，我們身體的形成，是依靠存在於基因中的構成身體的基本程式，這個程式首先製造出最小單位的形態，然後陸續製造出自體相似形。這個自體相似形累積下來，最後就製造出個體。這就是此理論的概要。

■ 身體的構成要素

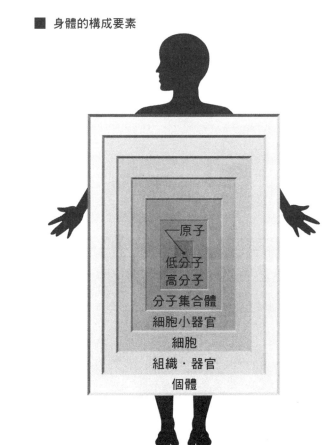

食物可以是毒也可以是藥

爲什麼需要食物

簡單的說，食物就是我們經口攝取的東西，而攝取飲食的行爲，是爲了維持我們的身體和健康、爲了取得維持生存的養分而進行的行爲。

我們的身邊有很多食物，包括進口品在內，幾乎可以得到世界各地的食物。如果考慮到蛋白質、醣類、脂肪、維他命、礦物質的平衡，那麼人類經由食物所攝取的必要熱量一天約需二千大卡。

食物到底是什麼呢？基本上就是製造出支持身體本身及其作用的原子、高分子、細胞小器官、細胞等的資材。換言之，能夠給予人類生存活動原料的就是食物。因此，人類沒有食物就無法生存。食物對人類而言非常重要。

食物一定要經由體外攝取。人類和植物不同，無法自己製造出自己的食物，也就是養分，因此我們當然會受到食物的各種影響。

食物對我們而言似乎是好的東西，但並不盡然如此。因人而異，某些食物會對某些人的免疫系統產生過敏的作用，引起過敏反應。

在我們身邊最重要的食物卻會

■ 日本人平均每人每天營養所需量的演變(1947～2000 年)

營養素		1947年	1954年	1960年	1970年	1975年	1980年	1985年	1990年	1995年	2000年
熱量	kcal	2,150	2,180	2,200	2,300	2,150	2,100	2,000	2,000	2,000	2,000
蛋白質	g	75	73	71	75	70	70	65	65	65	65
脂肪	g	25	-	-	38	48	-	-	-	-	-
鈣	mg	1,000	1,000	600	660	610	700	700	600	600	600
鐵	mg	10	10	10	-	11	11	11	11	11	11
維他命 A	IU	3,000	3,700	1,900	1,900	2,000	1,800	1,800	1,800	1,800	1,800
維他命 B_1	mg	1.0	1.2	1.2	1.2	1.0	0.9	0.8	0.8	0.8	0.8
維他命 B_2	mg	1.0	1.2	1.2	1.2	1.1	1.1	1.1	1.1	1.1	1.1
維他命 C	mg	45	60	63	63	50	50	50	50	50	50
食鹽	g	15	13	13	-	14	-	-	-	-	-

Iu＝國際單位

引起過敏，這對我們而言的確是件不幸的事。

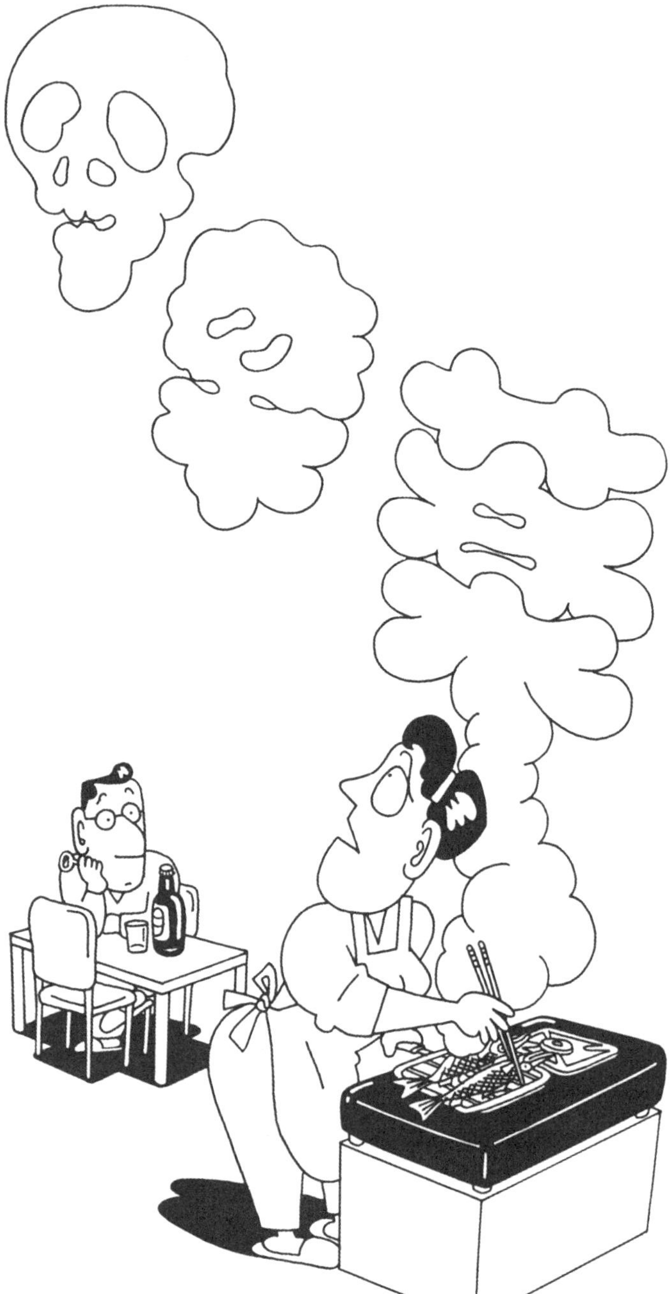

沒有營養就沒有繁榮

營養對我們而言是有意義的東西

攝取營養，一言以蔽之，就是人類爲了維持生存，從外界攝取必要的物質，藉此形成我們身體的骨骼及肌肉，以獲取熱量，同時藉由代謝作用，將不需要的物質排出體外。

我們從出生到死亡，如果沒有

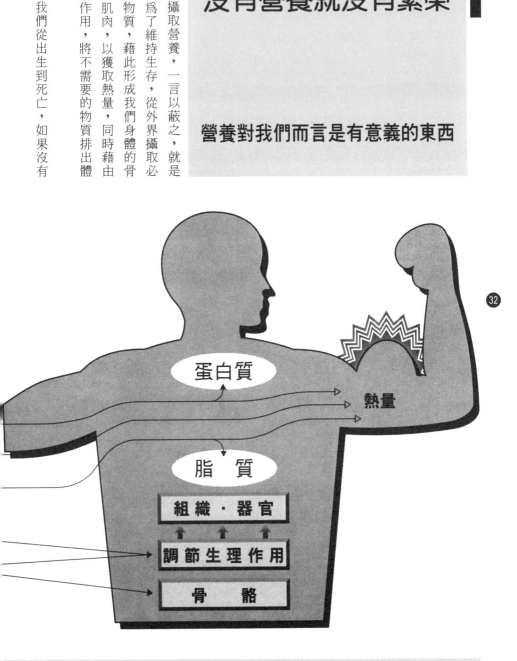

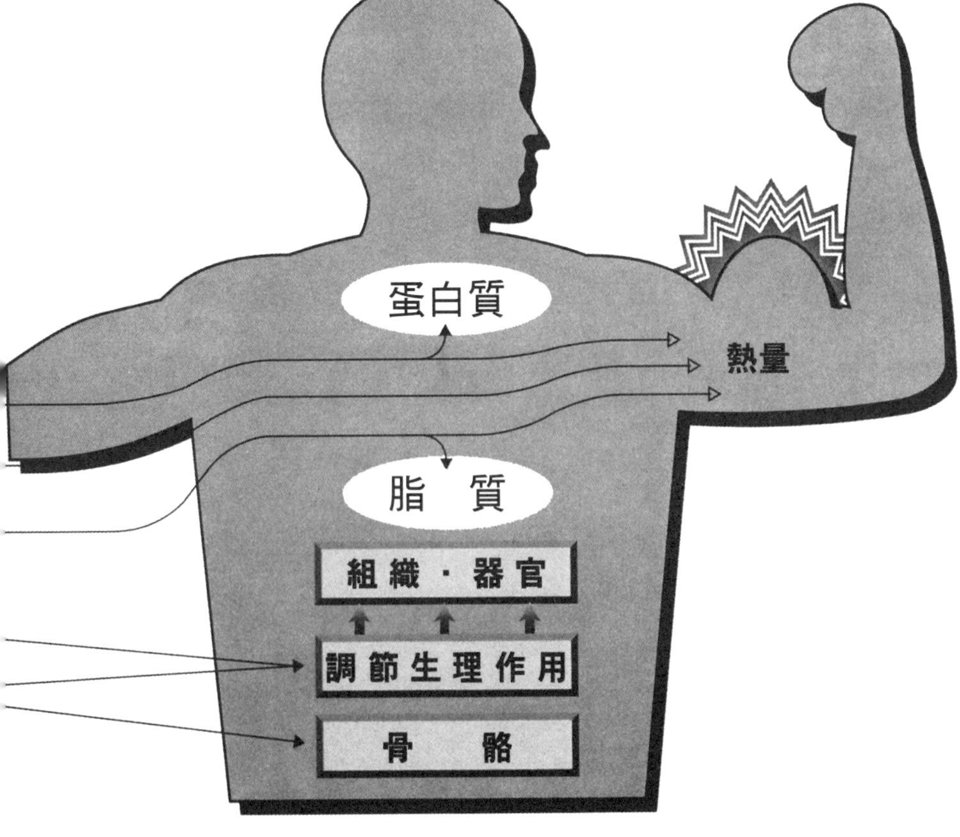

營養，就無法成長，無法進行所有的活動，也無法繁衍子孫。

營養不僅對人類而言不可或缺，對所有生物而言也是必要的物質。植物由外界吸收水或二氧化碳等而製造出營養素，微生物則以自己以外的微生物做爲食物當成營養。而動物通常則藉著攝取水分、植物、微生物或其他動物來吸收營養，建立各種活動的基礎。

各位上生物課的時候，應該學過食物鏈的知識。食物鏈是指在動物世界裡攝取營養的方式，以微生物→小魚→大魚→小動物→大動物→人類（高等動物）鏈鎖狀的方式連結在一起的狀態。但是人類既吃植物，也吃魚、牛、豬等動物，由此獲取熱量來進行生命活動。這種多元、旺盛的攝食活動，正是人類世界繁榮的背景因素，所以營養具有極爲重要的意義。

但是另一方面也有因爲營養不足而煩惱的國家。雖然是比較老舊的調查資料，但是※FAO於九三年以開發中國家爲對象，推測在一九八八年仍有七億八千一百萬名營養不良人口，占開發中國家總人口的二〇%。

然而在日本，用來減肥或預防成人病的「低熱量」、「減鹽」、「無熱量」、「低糖」等食品卻十分流行。另一方面，卻缺乏鈣質、食物纖維及鐵質，所以也出現很多相關食品。

我們必須要認眞的面對營養的問題了。

■ 沒有營養就沒有繁榮

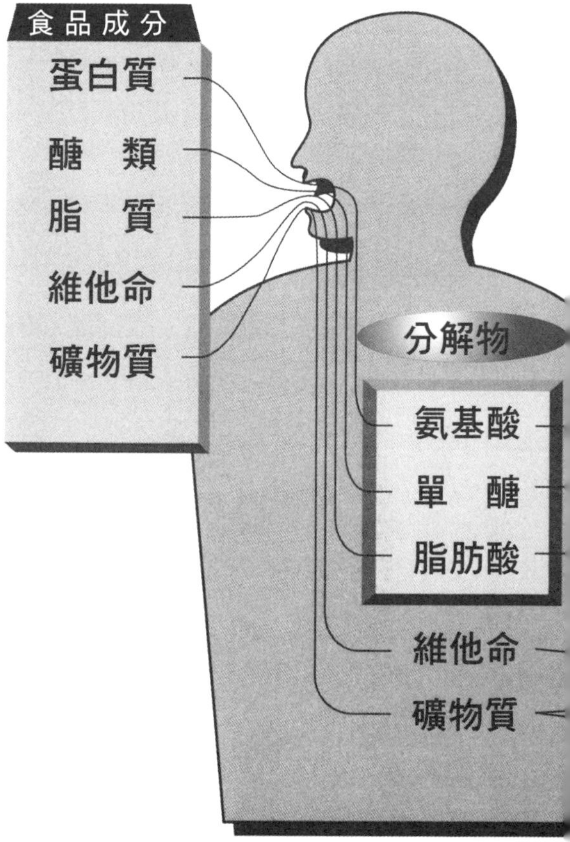

※FAO＝聯合國糧食農業機構

維持生存的活力根源

營養素

食物這種營養是構成我們身體的重要物質。

食物中所含的對人體而言必要的養分，通常稱爲營養素。也就是說，人類爲了維持生存需要熱量，而食物中含有熱量源，因此食物和營養有密不可分的關係。營養狀態不良時，人就會生病，身體變差。

圖1是調查食物的成分及作用的結果。以日本成年男子爲例，在身體組成中水分六二・六％、蛋白質十六・四％、脂質十五・三％、無機質五・七％。

我們從食物中攝取的熱量經過燃燒之後用來活動身體。在營養素的成分比當中，成爲熱量的比例如表所示。該表顯示，蛋白質十五・六％、脂肪二五・七％、醣類五八・七％（圖2）。

關於各項的詳細情況稍後再談。總之，蛋白質、脂質與醣類稱爲三大營養素，再加上無機鹽和維他命，就是生物教科書中出現的基本營養素。

各營養素的主要作用整理如圖3所示，醣類、蛋白質、脂肪是主要熱量源。就身體的組織來看，蛋

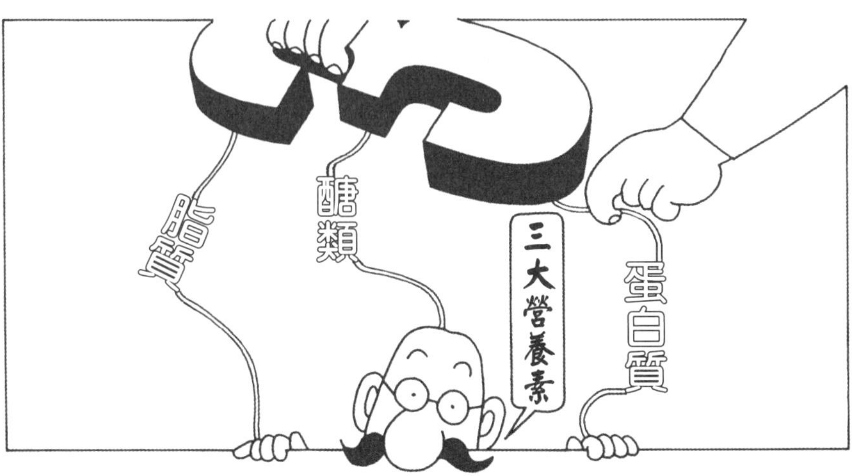

■ 圖2　日本人攝取的營養素

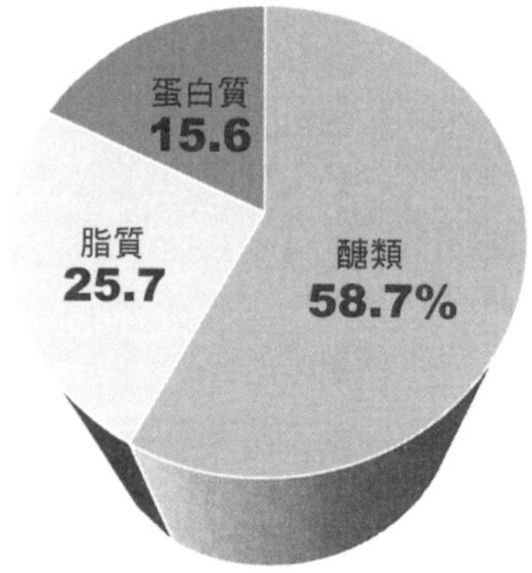

熱　量　比

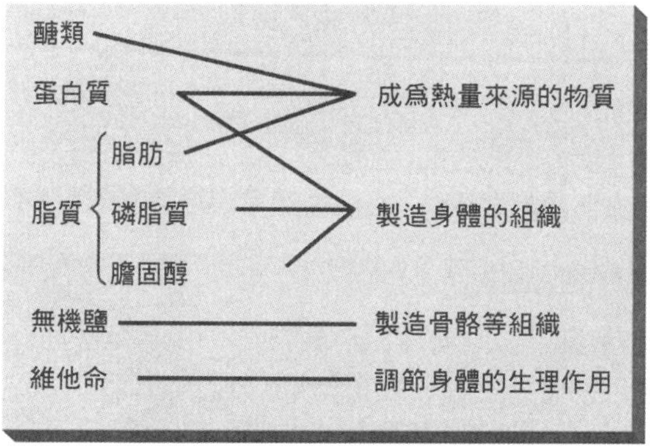

圖3　體內各營養素的作用

■ 圖1　構成身體的物質

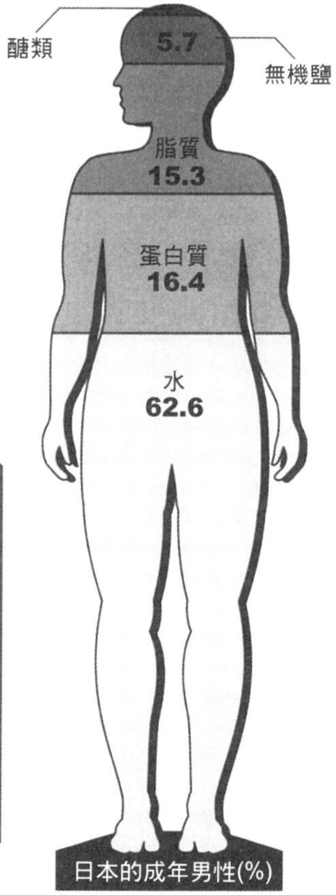

白質、磷脂質、膽固醇很重要。

對於免疫系統而言，三大營養素都很重要，所以一定要從食物中適當攝取。

目前可以經由藥物或健康食品攝取到不足的營養，但是這些東西和食物根本上的差距在於，食物中含有各種成分，而藥物等則只能夠攝取到不足的成分。

反過來說，這些東西是否眞的可以讓身體取得平衡，目前尚不得而知。因此，在早餐吃富含鈣質的餅乾，還不如好好的從食物中攝取鈣質，這才是對身體較好的做法。

何謂蛋白質

三大營養素①

蛋白質的英文為protein，由荷蘭生化學家摩爾達所命名，意思為「第一物質」。我們所說的蛋白質則意味著蛋白，蛋白質的蛋來自中文的蛋。

蛋白質在腸道等消化系統吸收之後，會分解為氨基酸（圖1）。當成熱量使用，或者成為構成身體細胞的細胞質的主要成分。氨基酸的種類有二〇種（圖2），依結合狀態的不同，可以合成近乎無限種類的蛋白質。此外，蛋白質不僅是身體細胞的成分，也是胰島素、荷爾蒙的主要成分。此外，和過敏關係密切的免疫系統的主角抗體，也是由蛋白質所製造出來的。

幾乎所有植物及低等生物都能夠自行合成自己所需要的蛋白質，而人類等高等動物構成蛋白質的氨基酸有幾種無法在體內合成。所以，特別是在成長期的時候，更需要經由外部的食物來充分補充蛋白質、補充其中所含的氨基酸。以日本成年男子為例，蛋白質所需量為體重一公斤需要一・〇八公克。

■ 圖1　蛋白質的消化吸收及其過程

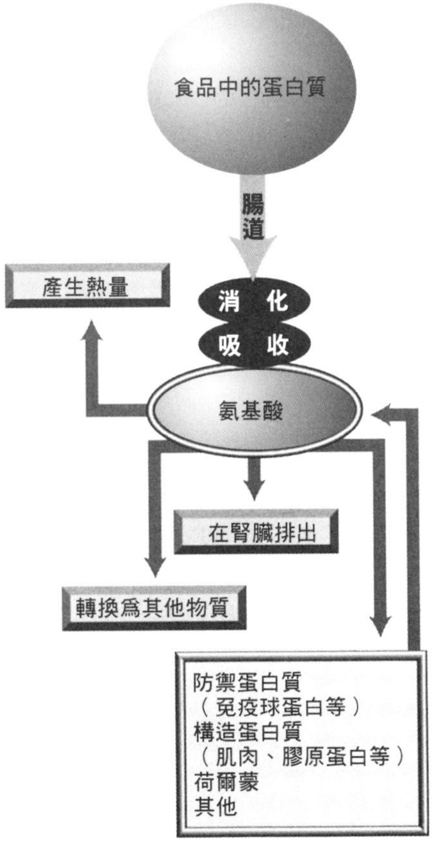

在體內構成的氨基酸有各種結合方式，依排列方式的不同，有一次到四次構造。例如二次構造的胱氨酸是架橋構造，而其他有的則是螺旋構造。

構成蛋白質的氨基酸主要如圖2所示，人類所需的氨基酸當中，也有一些在體內合成但來不及進行新陳代謝的氨基酸，稱爲限制氨基酸。食品蛋白質包括牛奶、蛋、牛肉等動物性蛋白質，以及米、玉米等植物性蛋白質，各自的營養價值不同。營養價值是以蛋白價值、人乳價值、蛋價值等指標來進行評價（圖3）。

氨基酸因食物的不同，構造也有所不同。例如從牛奶中攝取到的氨基酸量，如果想要以玉米來代替，則需要相當龐大的量。

一般而言，動物性蛋白質與植物性蛋白質相比，營養價值較高，而且也能夠強化免疫系統，創造抵抗力，使得壽命大幅提升。但是相反的，也可能使免疫系統朝不好的方向發展，像有些人就會出現食物過敏的現象。

■ 圖2　各種氨基酸

三文字記號	一文字記號	氨基酸的名稱
Ala	A	丙氨酸
Arg	R	精氨酸
Asn	N	天門冬酰胺
Asp	D	天門冬氨酸
Cys	C	胱氨酸
Gln	Q	谷酰胺
Glu	E	谷氨酸
Gly	G	甘氨酸
His	H	組氨酸
ILe	I	異白氨酸
Leu	L	白氨酸
Lys	K	賴氨酸
Met	M	蛋氨酸
Phe	F	苯丙氨酸
Pro	P	脯氨酸
Ser	S	絲氨酸
Thr	T	蘇氨酸
Trp	W	色氨酸
Tyr	Y	酪氨酸
Val	V	纈氨酸

與水的溶合性

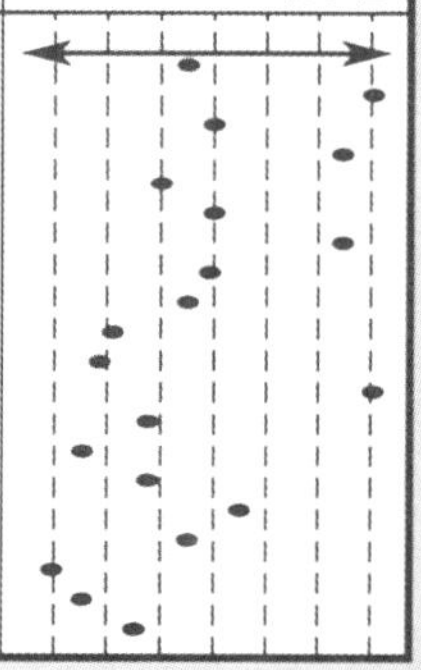

■ 圖3　主要食品蛋白質的營養價值

	食　品	蛋白價值	人乳價值	蛋價值	生物價值(成人)
動物性	牛乳	74	75	60	62.79
	蛋	100	90	100	94.97
	牛肉	80	80	80	
	牛肝臟	85	85	70	
	豬肉	85	90	80	
	魚	70	70	75	94
植物性	米	70	75	75	67.67
	玉米	40	40	45	
	麵粉	50	50	50	42.40
	大豆	70	85	70	65.71
	馬鈴薯	60	85	70	60.80

何謂醣類

三大營養素②

醣類是人類主要的熱量源，芋類、穀類、砂糖等爲主要成分。大多是由碳和水所構成的，因此也稱爲碳水化合物。像日本人總熱量的六〇～六十五%都是經由醣類得到的。但是體內醣類所占比例比蛋白質或脂質（參照次項）要來得少，因爲攝取的醣類幾乎都做爲當天的熱量源使用掉了。

醣類的種類主要分爲以下三種：首先是多糖類，包括了澱粉及糖原（肝醣）；蔗糖、麥芽糖、乳糖則是指雙糖類；此外，還有葡萄糖、果糖、半乳糖等單糖類。

接下來要說明各醣類的代表物質。首先是多糖類的糖原，這是吸收到動物體內的葡萄糖蓄積在肝臟或肌肉時所合成的化合物。成人肝臟中的糖原爲一〇〇～一五〇公克，肌肉中有二〇〇～二五〇公克。糖原藉由酵素可以分解爲葡萄

■ 醣類是人類的主要熱量源

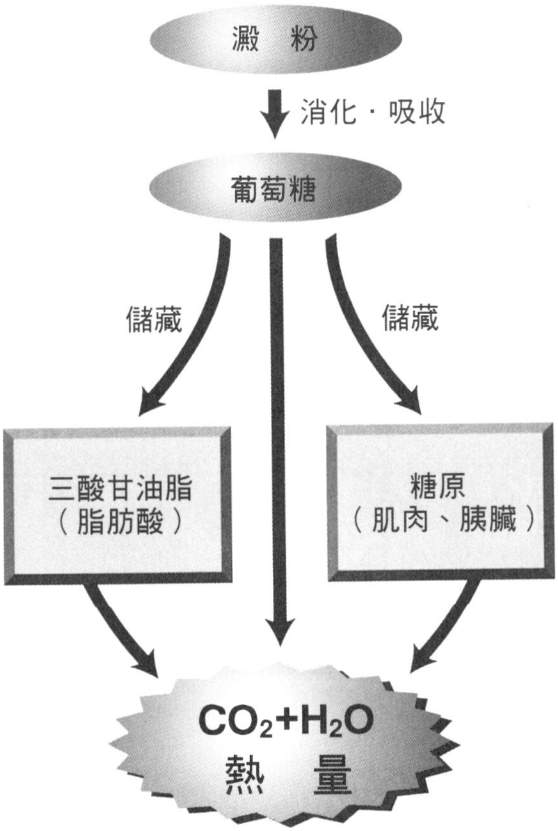

醣類的消化

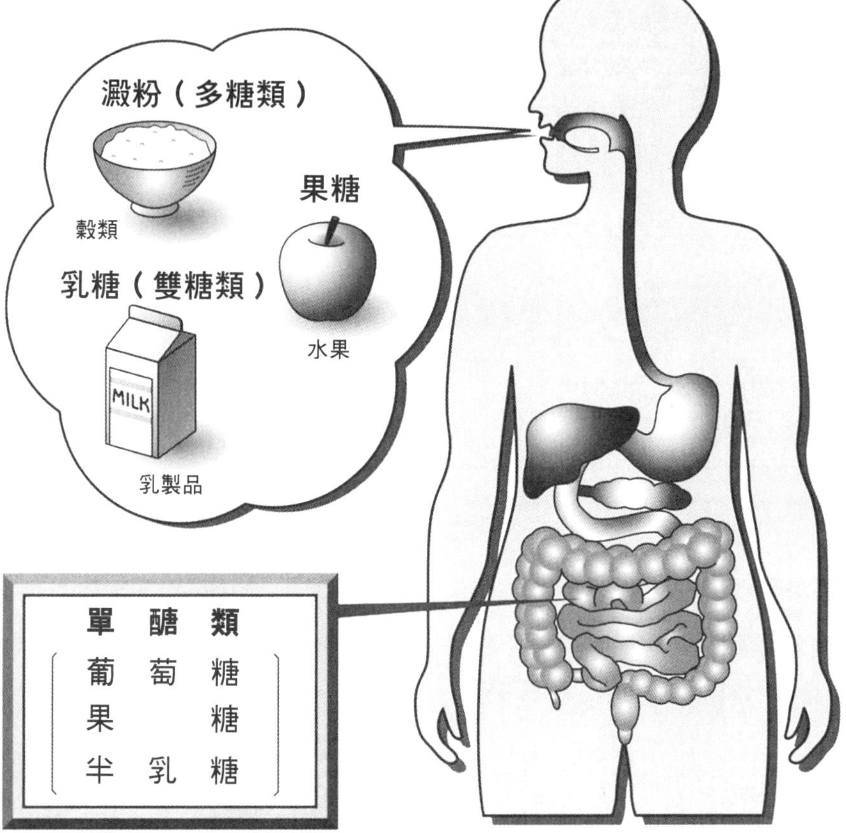

糖，當成熱量源使用。魚或肉中所含的醣類幾乎都是糖原。

雙糖類之一的乳糖，其分子構造和蔗糖十分類似。乳糖對嬰幼兒而言是非常重要的熱量源。因爲嬰兒的消化道不會分泌消化澱粉的澱粉酶，因此需要能夠被乳糖酶消化的乳糖。

最後是單糖類的葡萄糖。食物中所含的碳水化合物經由消化酶變成葡萄糖被吸收到體內。被吸收的葡萄糖通過門脈運送到肝臟，大部分以糖原的形態貯存。如果進行馬拉松等劇烈運動，則一小時會將二〇〇公克以上的葡萄糖當成熱量源來使用。

何謂脂質

三大營養素③

脂質一般稱爲脂肪，包括奶油、豬油、沙丁魚油、鯡魚油等動物性油，以及菜籽油、大豆油等植物性油。脂質具有不溶於水的特性，三酸甘油脂與磷脂質爲其重要成分。

三酸甘油脂是甘油和脂肪酸的

■ 脂肪的消化與吸收

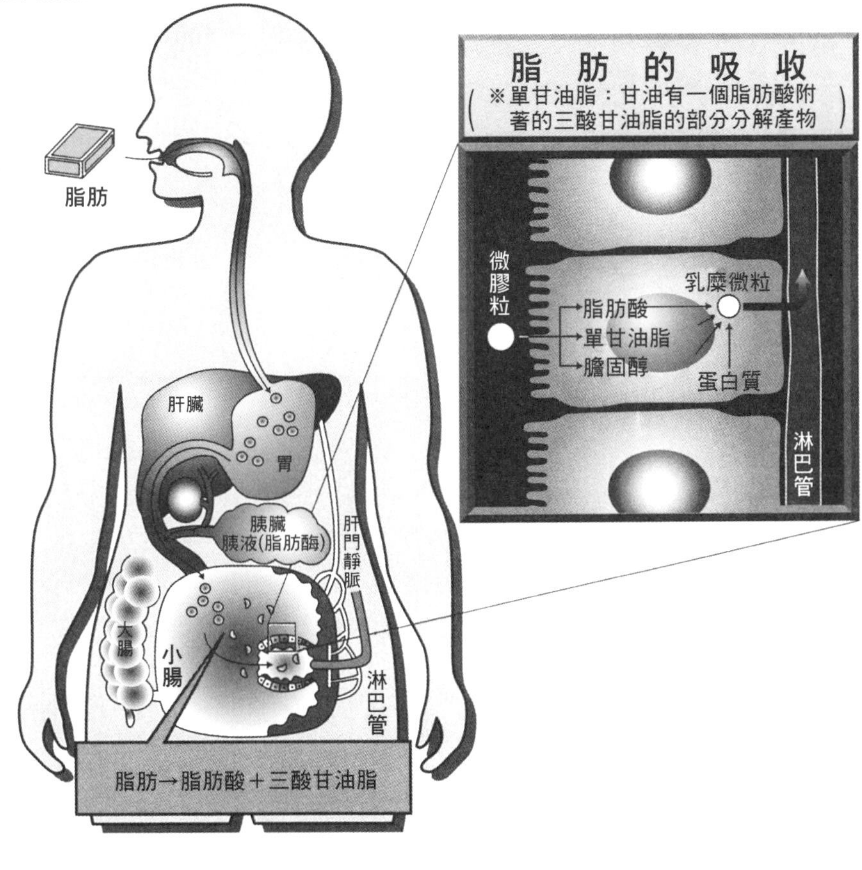

脂，在脂質中量最多，難溶於水，在吸收時需要膽汁酸的幫助。脂肪酸依形狀和功能的不同有很多種。此外，還有飽和脂肪酸和以油酸、亞油酸爲代表的不飽和脂肪酸。三酸甘油脂一公克的產熱量最多爲九大卡。

磷脂質是分子當中擁有磷酸酯的物質，包括以甘油爲成分的甘油脂質，以及以神經鞘氨醇爲成分的神經鞘氨醇脂質。磷脂質是構成細胞膜的重要成分，構成腦、神經組織、肝臟、腎臟的細胞膜，同時和通過膜輸送離子的作用有關。

近來脂質當中備受注目的是DHA等。

DHA是構成秋刀魚或鮪魚等魚類脂肪的一種脂肪酸。英國腦營養學家M・福德教授發現日本兒童的智商較高，是因爲魚油的DHA提升了腦功能的緣故，這份報告使其一躍成名。DHA具有提升記憶力、改善痴呆症、防止動脈硬化的效果。

但是目前科學方面的證明還不夠充分。在日本，罐頭鮪魚或含有DHA的餅乾等食品相當暢銷，相信大家記憶猶新。

■ 主要油脂中的脂肪酸

	飽和脂肪酸	油酸	亞油酸
大豆油	14%	22%	64%
玉米油	15%	30%	55%
葵花油	10%	12%	78%
椰子油	93%	5%	2%
豬　油	42%	22%	5%
牛乳脂肪	70%	27%	3%
沙丁魚油	28%	43%	29%

■ 先進國家的心肌梗塞死亡與脂肪攝取的關係
（根據 WHO 資料）

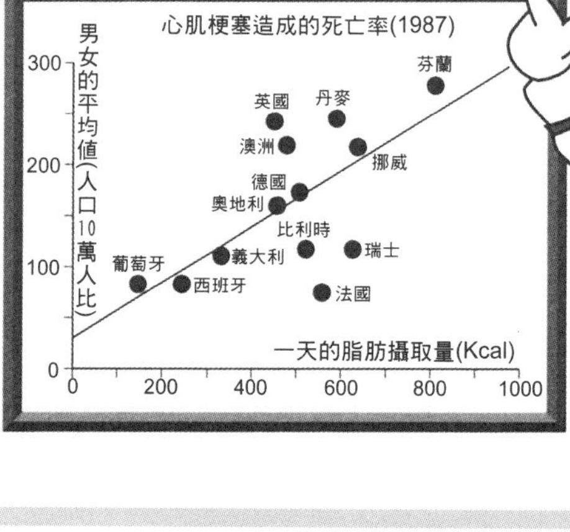

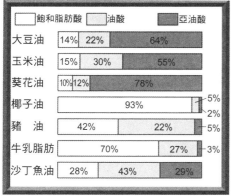

何謂維他命

其他營養素①

維他命與蛋白質、脂質、醣類不同，並不能成爲構成身體的成分或熱量源，但是只要微量就能夠在體內發揮作用，與各種生理作用有關。通常無法在體內合成。如果缺乏維他命，就會出現特有的缺乏症。

維他命有許多種類。具有代表性的維他命A是不溶於水、溶於油脂的維他命。兩個維他命A結合在一起就是β-胡蘿蔔素。維他命A能夠促進成長，與維持皮膚、黏膜、骨骼、牙齒等的健康有關。此外，也具有使免疫系統順暢發揮作用的調節機能（圖1）。

■ 圖1　維他命的生理作用

維他命	作用	所需量（成人1日所需量）	缺乏症
維他命A	保持視力、皮膚或黏膜的健康	男 2,000IU 女 1,800IU	成長減退、免疫功能減弱
維他命D	骨化、形成牙齒	100IU	佝僂病（兒童）、骨軟化症（成人）
維他命E	防止脂質氧化	男 8mg 女 7mg	免疫作用較弱
維他命K	血液的凝固	適量	能夠延長血液凝固時間
維他命 B_1	促進醣類、脂質、蛋白質的代謝	男 0.8～1.0mg 女 0.7～0.8mg	腳氣、神經炎
維他命 B_2	促進醣類、脂質、蛋白質的代謝	男 1.2～1.4mg 女 1.0～1.1mg	成長減退、皮膚炎、口內炎
維他命 B_6	氨基酸的代謝	1.4mg～2.0mg	成長減退、皮膚炎貧血、痙攣
菸鹼酸	醣類代謝所需的物質	男 14～17mg 女 12～14mg	皮膚炎
泛酸	脂質代謝所需的物質	10mg ※	頭暈、噁心、痙攣
生物素	脂質的合成、醣類及氨基酸代謝所需的物質	0.2mg ※	皮膚炎
葉酸	蛋白質的合成、造血作用	200μg	惡性貧血
維他命 B_{12}	造血作用、蛋白質及核酸合成所需的物質	1.5～5μg	惡性貧血
維他命C	保持毛細血管、牙齒、骨骼、結締組織的作用正常	50mg	壞血病

註)※所需量並非決定性的確切數值，只是成人一天所需的大致必要量。

富含維他命A的食品有動物性的牛肝、豬肝、雞肝、奶油、乳瑪琳、牛奶或乳酪等。植物性的則包括胡蘿蔔、紫蘇葉、菠菜、南瓜等。

維他命當中最近常被提及的β-胡蘿蔔素具有制癌的作用，也就是具有抑制癌症的功能。

能夠抑制自由基的則是維他命E。自由基處於不穩定的狀態，是有害於人體的氧。雖說是活性，但卻帶有不好的意味，因此也稱爲毒性氧（圖2）。富含維他命E的食品，在動物性方面包括奶油、鮭魚、雞蛋。植物性方面則包括小麥胚芽油、葵瓜籽、糙米、蘆筍等。

此外，缺乏維他命B會得腳氣，缺乏B_2時，皮膚或黏膜會出現各種發炎症狀。

■ 圖2　**4種自由基**

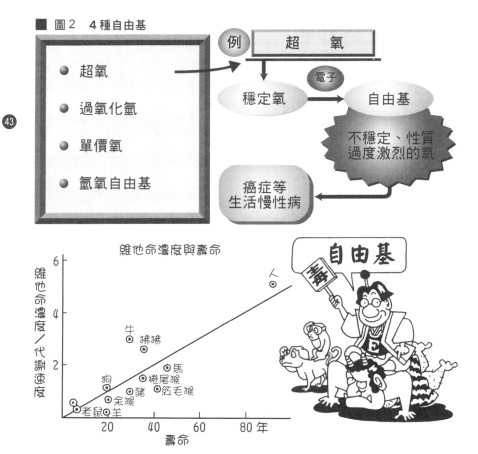

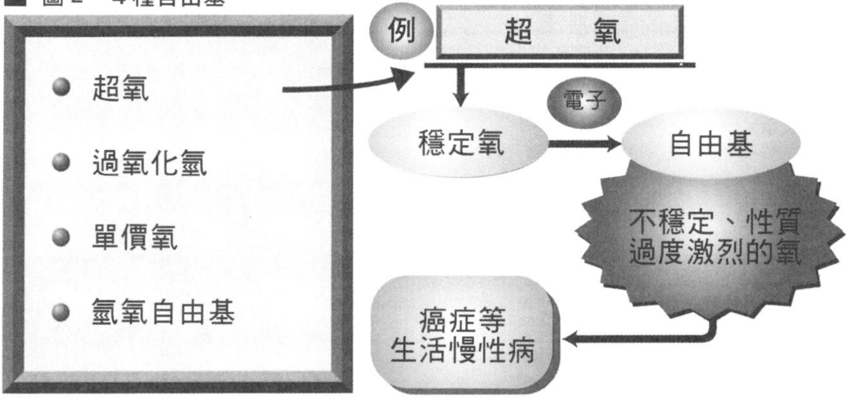

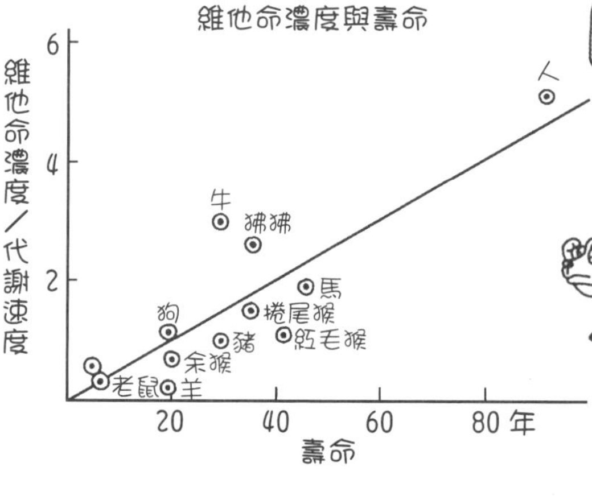

何謂無機鹽

其他營養素②

無機鹽是鈣、磷、鈉、鐵、鈷、鉀等的總稱。在自然界中的物質分爲有機鹽與無機鹽。可簡單定義爲有機鹽含有碳化合物，無機鹽則是由其他成分所組成。在人體構成物當中，無機鹽只占四%，是微量元素。雖然只是微量，但卻是人

■ 圖1　無機鹽的作用

無機鹽	營養作用	所需量（成人一日所需量）	缺乏症
鈣	骨骼或牙齒的成分、血液凝固、肌肉的收縮	0.6g	骨骼或牙齒變得脆弱
磷	骨骼或牙齒的成分	1.3g 以下	骨骼或牙齒變得脆弱
鈉與氯	維持pH值及滲透壓、神經及肌肉的興奮	食鹽量 10g 以下	容易疲勞
鐵	血紅蛋白的成分	男　10mg 女　12mg	貧血
銅	造血作用、酵素作用	2～3mg ※	貧血
鈷	促進造血、維他命 B_{12} 的成分	適量※	惡性貧血
錳	酵素作用、形成骨骼	3.0mg ※	成長不良
鎂	酵素作用、神經作用、骨骼成分	0.3mg	骨的生成出現異常
鉀	維持體液的 pH 值及滲透壓	2～4g	容易疲倦
鋅	胰島素的成分、酵素作用	約 15mg ※	免疫功能減弱
碘	甲狀腺荷爾蒙的成分	100～200μg ※	甲狀腺腫大、發育不良
硫黃	氨基酸的成分、解毒作用	適量※	發育不良

注)※所需量並非決定性的確切數值，只是成人一天所需的大致必要量。

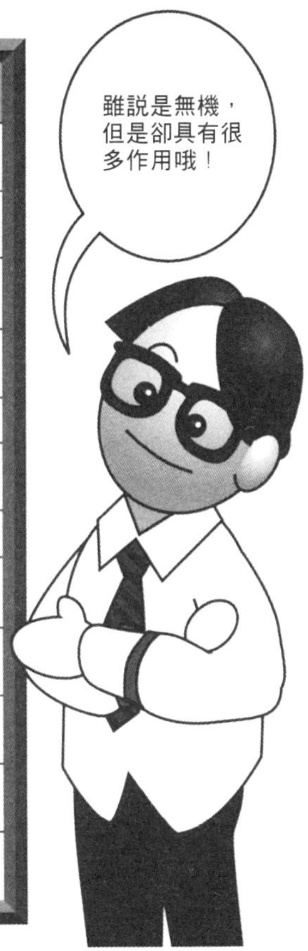
雖說是無機，但是卻具有很多作用哦！

類進行生命活動不可或缺的重要物質。

無機鹽的機能依種類的不同，各具有不同的作用。概而言之，其具有成爲構成身體成分以及調節代謝的作用（圖1）。

例如，鈣是骨骼與牙齒的成分。無機鹽本身在人體中的量極少，但是如果沒有無機鹽，就無法維持人類基本的構造，所以相當重要。

無機鹽當中，目前東方人較容易缺乏的就是鈣質。因此一提到鈣質，大家就會想到它和健康的關聯。尤其女性隨著高齡化，荷爾蒙平衡失調，更容易缺乏鈣，進而骨骼脆弱，甚至一些小小的意外都可能導致骨折，罹患骨質疏鬆症。而男性則可能出現骨骼變形的現象。

孩提時代，母親會責罵不喝牛奶的孩子，這是有原因的。現在含鈣的食品深受女性歡迎，以補充鈣爲目的的清涼飲料也很流行，這正表示大家已經意識到缺乏鈣的問題了。

鈣缺乏的典型例子，就是水的硬度與循環系統疾病造成死亡的關係（圖2），以及缺血性心臟疾病與食物中鈣的關係（圖3）。此外，看看免疫系統和食品成分的關聯，會發現這些物質各自會對免疫系統發揮正面或負面的作用。這一點和微量營養素是相同的。

使用老鼠做減肥實驗，製造抗體時利用普通食品和減肥食品做比較，結果發現減肥過度時，抵抗力也會減弱。

■ 圖2　水的硬度與循環系統疾病死亡率的關係

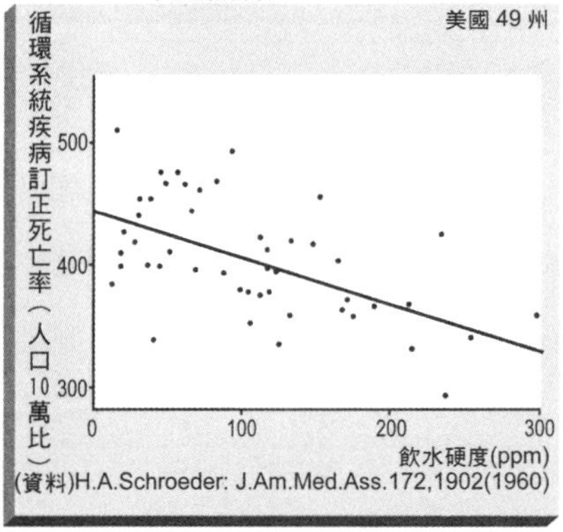

(資料)H.A.Schroeder: J.Am.Med.Ass.172,1902(1960)

■ 圖3　缺血性心臟疾病與飲食中鈣、鎂比的關係

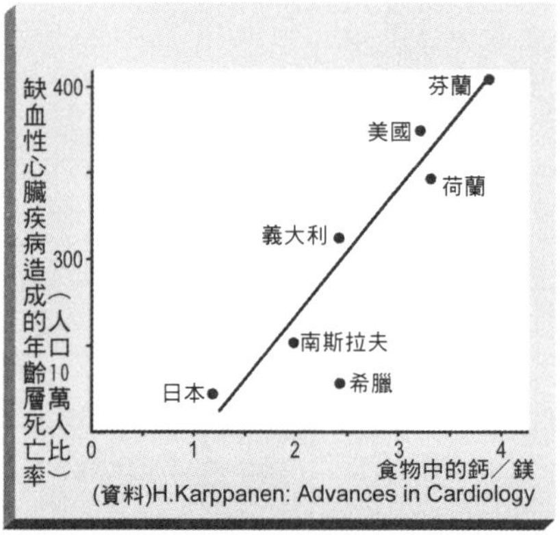

(資料)H.Karppanen: Advances in Cardiology

食物也有不同的理解方式

從機能來看食物

食物通過胃進入腸道時，醣類會變成葡萄糖或半乳糖，脂肪會變成脂肪酸，蛋白質則被分解爲氨基酸。由這個觀點來看食物的成分，可以做出以下的分類。

如果從功能來看食物，那麼可以分爲一次機能、二次機能、三次機能。

一次機能是指食物的營養素能夠對於生物體發揮作用的以往的營養素。而食物本身進入體內成爲熱量源，或者具有製造身體組織的作用，也可能讓我們聞到氣味、感覺到味道，讓我們的生活更多彩多姿，這些機能都稱爲二次機能。

以往是以一次機能、二次機能爲主進行研究，現在知道食物具有更加高度複雜的作用，對於免疫系統、神經系統或內分泌系統等也會造成影響。這些不能歸類於一次、二次機能的機能，就是三次機能。

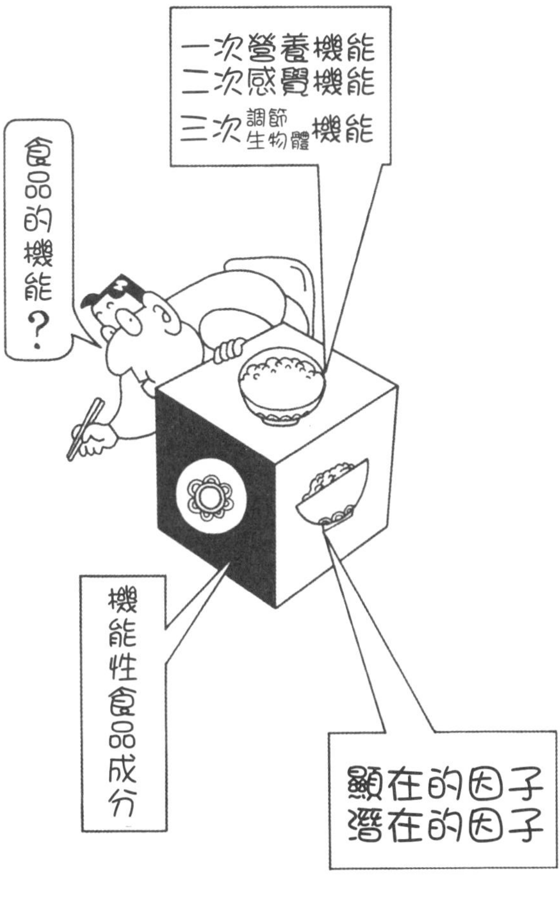

為了方便起見，將這些機能稱為一次、二次、三次機能，但是這些數字並非表示它們的重要性有所不同，只是很單純的區別方式，因此也可以稱為營養機能、感覺機能、調節生物體機能。除此之外，有些食物是維持原狀就能夠發揮機能，有些則必須經過消化才能夠發揮機能。基於這個觀點，也有潛在因子、顯在因子的區分方式。

最後請看以下所列舉的機能性食品成分。

二十碳五烯酸或二十二碳六烯酸等與抑制心肌梗塞或過敏有關。寡糖能夠調節腸內狀態，使雙歧乳桿菌增殖，具有活化免疫系統的作用。牛磺酸則具有抑制高血壓等血液循環障礙的作用。

食物纖維能夠抑制腸內的蠕動大腸癌，具有活化免疫系統的作用。

■ 各種機能性食品成分及其作用部位

作用部位	蛋白質	醣類	脂質	其他
神經系統	opioidopeptid（興奮劑、拮抗物）		α-亞麻酸	辣椒辣素
循環系統	血管張力素轉換酶抑制肽、血小板凝集抑制肽、毛細血管滲透性亢進肽		亞油酸、棕櫚油酸、二十碳五烯酸、卵磷脂	植物類黃酮、牛磺酸、S-烷基半胱氨酸、硫氧化物、甲基丙烯三硫化物、香菇嘌呤
生物體防禦免疫系統	免疫球蛋白、運鐵蛋白類、溶菌酞、過氧化氫酶、精蛋白、各種植物凝血素	抗腫瘤性多糖類、丙糖、還原酮	亞油酸、齊墩果醇酸、抗腸毒性神經節苷酯、四氫薑黃色素	蒜素、木素、單寧
細胞分化、增殖系統	上皮細胞增殖因子、來自血小板增殖因子、神經增殖因子、菌落刺激因子、胰蛋白酶抑制劑			
消化系統	消化酵素抑制物質、促進鈣吸收肽抑制胃分泌液肽、抑制膽汁酸吸收肽	雙歧乳桿菌活化寡糖、食物纖維	大豆甾醇	大豆皂角苷
內分泌系統	乳汁中的各種荷爾蒙（促甲狀腺素、促甲狀腺素釋放因子、生長激素釋放因子、促腎上腺皮質素、催乳激素等）、來自植物的類似動物性荷爾蒙活性（類似促黃體生成激素釋因子、類似促甲狀腺激素釋放因子、類似生長激素釋放抑制因子活性）			

了解自己的體質很重要

食物與疾病的關係

食物會成爲誘發疾病的原因，會造成心臟疾病、癌症、肝硬化、糖尿病、不孕症、缺鐵性貧血、便秘、肥胖、骨質疏鬆症等。但是爲什麼會如此，目前還無法完全了解。

此外，膽固醇較多的飲食或肥

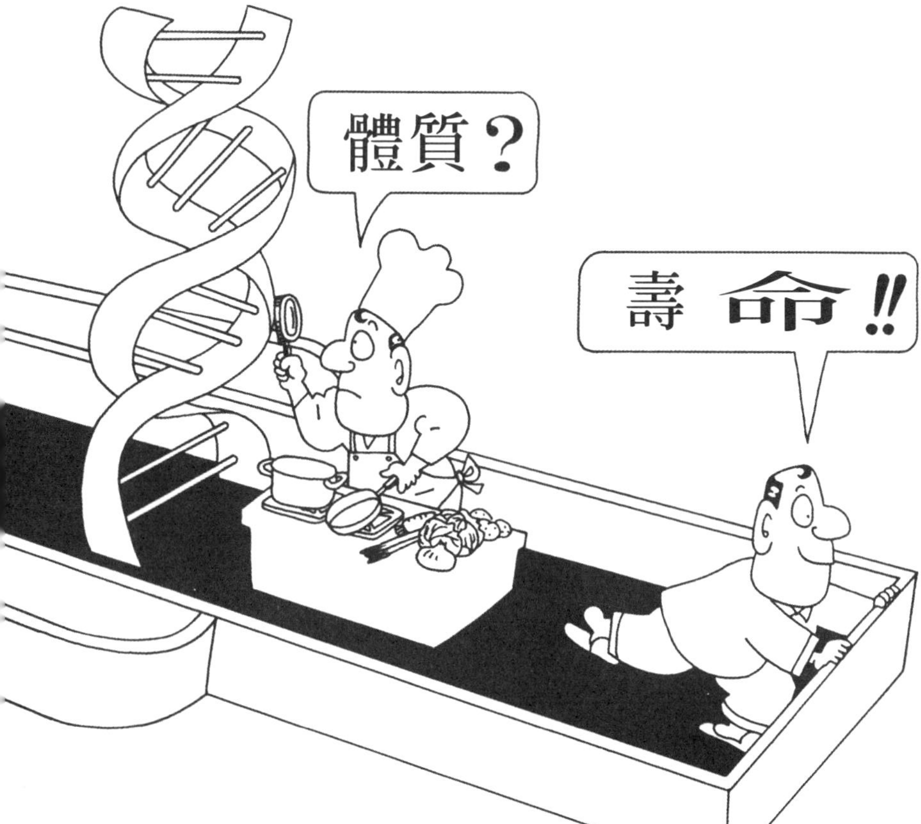

胖會成爲心臟疾病的原因。人類的疾病幾乎都和飲食有密切的關係。

關於食物與營養和疾病的關聯，在我們身邊最容易了解的就是三大成人病。三大成人病是指腦血管疾病、心臟疾病、癌症。腦血管疾病包括腦中風和腦梗塞，心臟疾病具體而言就是指心肌梗塞和狹心症。

大家應該都知道成人病和飲食有密切的關係。基本上，很多疾病是由基因來決定的，而延遲疾病的發生或加以預防的重點，就在於飲食生活。

將食物與遺傳的關係當成了解人類基因的人類基因計畫，目前正在進行當中。一旦這個計畫有了結果之後，也許就能夠明白它們之間的具體關係。過敏也和基因有關，未來或許這是可以克服的疾病，不過目前尚未找到特定的基因。

目前已知和基因有明確關係的疾病，包括肥胖、糖尿病、高血脂症、癌症、過敏等。只要改善飲食生活，就能夠將與這些疾病相關的基因的異常狀況彌補到某種程度。也就是說，即使基因有問題，但藉著飲食生活的改變，就可以改變壽命的長短。

例如，擁有肥胖基因而容易肥胖的人，爲了預防疾病而過著正確飲食生活與沒有這麼做的人相比，可以活得更久。

不過，基因本身具有微妙的差距，外表看起來肥胖，其原因不見得完全相同，但是一旦發現了最大的公因數基因，應該就可以找出能夠加以防止的適合飲食。

所以，了解自己的體質，亦即充分了解遺傳的背景來攝取飲食，非常重要。

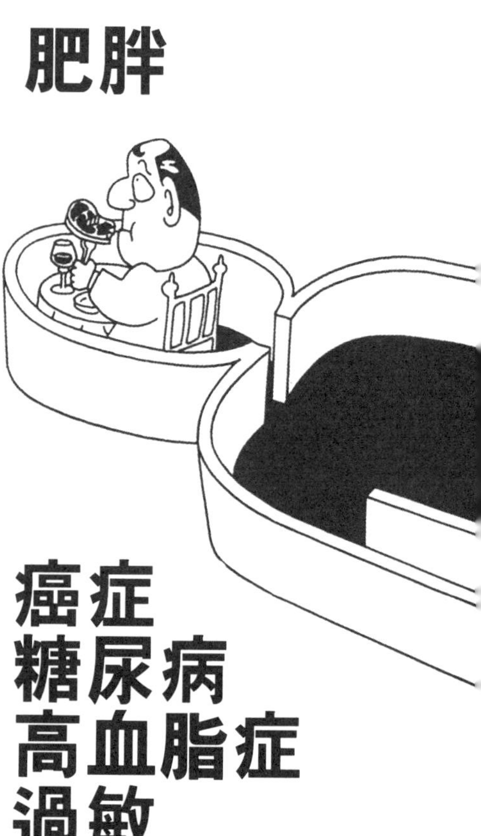

人工營養與過敏

免疫系統與營養

距今三〇～四〇年前，因爲母親的營養不夠，所以很多母親都無法餵食孩子母乳，因此導致孩子營養失調，甚至很多孩子因而死亡。爲了解救這些孩子，因此以牛奶爲基礎，花了很多工夫創造出人工營養，以確保孩子能夠健康成長。

但是人工營養並非萬能，像過敏就是與自己不合的東西進入體內所產生的排斥反應。由這層意義來看，母乳對於嬰兒而言，與自己的成分相同，因此不會出現這種現象。

牛奶是牛餵哺自己孩子的食物，原本並不是要用來餵哺人類的孩子，只不過是利用它來代替母乳而已。所以很明顯的，它與人類的成分不同。

因此，以牛乳製造出來的人工營養餵哺嬰兒，與不用牛奶餵哺相比，發生過敏的可能性當然較高。雖然人工營養可以強健身體，但是卻反而會引起過敏。

不過，人工營養的確也帶來很大的好處，使得人類的免疫系統變得更爲精巧。

攝取動物性食品也會引起過敏。與以前相比，現在我們有很多攝取動物性蛋白質的機會。如前所述，動物性蛋白質是存在於牛奶、蛋、肉類當中的蛋白質，通常魚類中沒有這種蛋白質。

攝取大量的動物性蛋白質與攝取牛奶一樣，能夠保持健康。動物性蛋白質是強化身體免疫系統必要的物質。強化免疫系統，就能夠提高對於病原菌等的抵抗力，結果就能夠長壽。

但是免疫系統強化之後，有時候卻會帶給人類意想不到的結果。那就是以食品過敏爲代表的免疫系統的負面作用。

關於這個現象，將會在第3章以後詳加敘述。

■ 代表性的人工營養

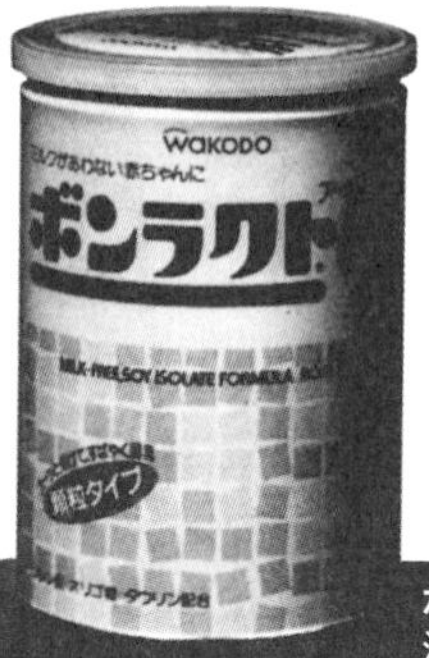

ボンラクトｉ的標準組成

成　　分	100g 奶粉當中	15%調味乳 100ml 當中
蛋白質　(g)	**14.5**	**2.18**
脂肪　(g)	**20.0**	**3.00**
碳水化合物　(g)	**60.2**	**9.03**
灰分　(g)	**2.8**	**0.42**
水分　(g)	**2.5**	
熱量　(kcal)	**479**	**7.19**

ボンラクトｉ是不含牛奶成分的豆奶，喝牛奶或奶粉會出現濕疹或嘔吐的嬰兒可以使用這種豆奶。（圖片提供：和光堂）

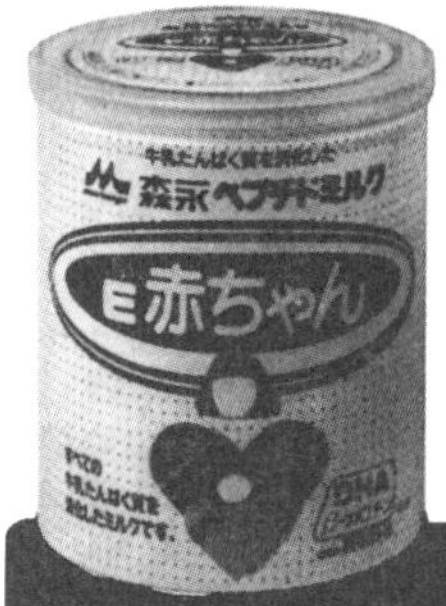

E-赤ちゃん的標準組成

成　　分	100g 奶粉當中	13%調味乳 100ml 當中
蛋白質　(g)	**12.6**	**1.64**
脂肪　(g)	**27.0**	**3.51**
碳水化合物　(g)	**55.5**	**7.22**
灰分　(g)	**2.2**	**0.29**
水分　(g)	**2.7**	
熱量　(kcal)	**513***	**67**

可以代替母乳使用的消化牛奶蛋白質育兒用奶粉，並不是當成牛奶過敏疾病所使用的奶粉。（圖片提供：森永乳業）

*難消化性糖類的熱量是以 2kcal/g 來計算。

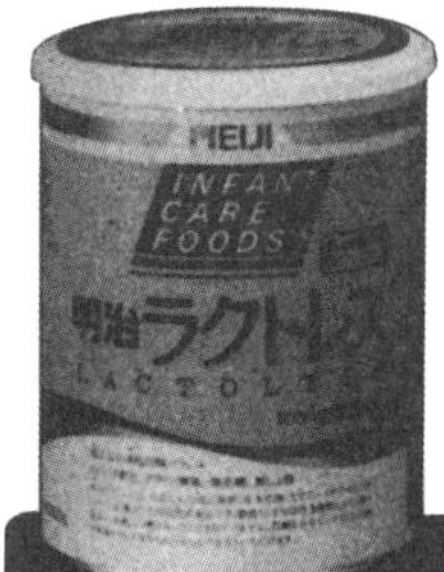

ラクトレス的標準組成

成　　分	製品 100g 中
蛋白質　(g)	**14.0**
脂肪　(g)	**20.0**
碳水化合物　(g)	**61.0**
灰分　(g)	**2.5**
水分　(g)	**2.5**
熱量　(kcal)	**480**

建議喝普通牛奶會腹瀉或腹痛的嬰兒使用。（圖片提供：明治乳業）

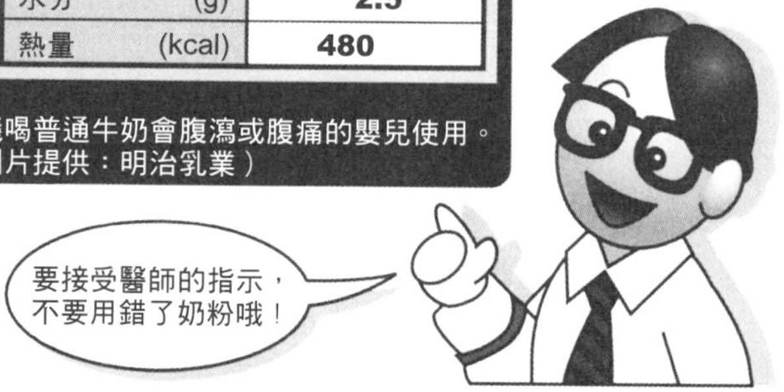

3章 何謂過敏

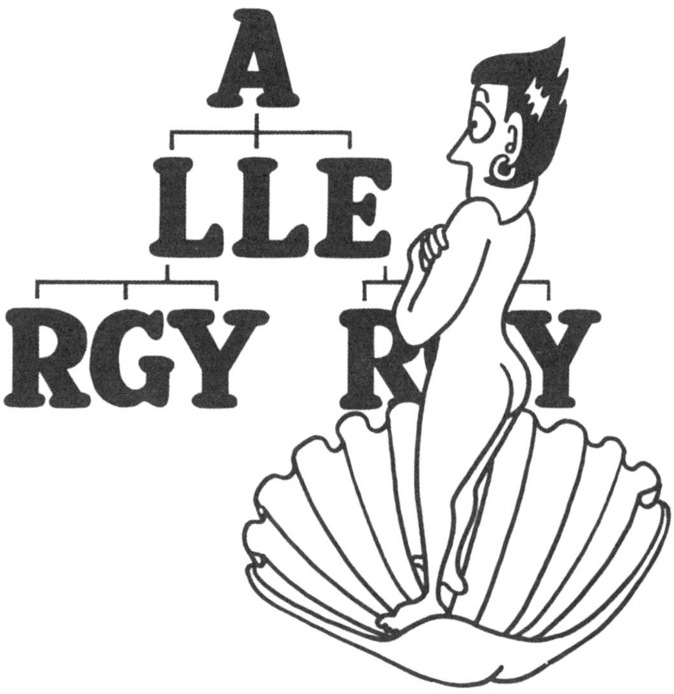

現代社會帶來的文明病

過敏

■ 過敏增加的要因

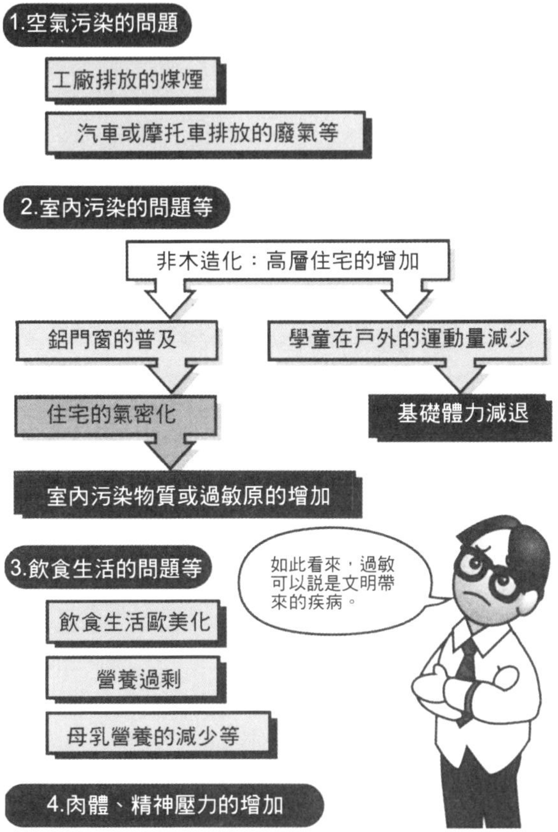

過敏（allergy）的語源是來自希臘文的allos（altered 特異的）ergon（action 反應）。也就是指日常生活中與我們無緣的事情。

基本上過敏是一種免疫反應。通常是爲了保護自己的身體免於各種病原體或細菌的免疫反應出現異常，使其無法破壞自身的器官或組織。

過敏所引起的症狀，包括異位性皮膚炎、支氣管氣喘、過敏性鼻炎、腸炎、結膜炎，症狀嚴重時也會呈現精神症狀。目前出現這種症狀的人大爲增加。大家周遭就有很多人因爲過敏而痛苦，在街上也會看到因爲花粉症而過敏的人。

以不同的年齡層與地區來調查這些過敏症狀，發現目前每三人中有一人會出現過敏症狀。

其中的一大特色是兒童最容易

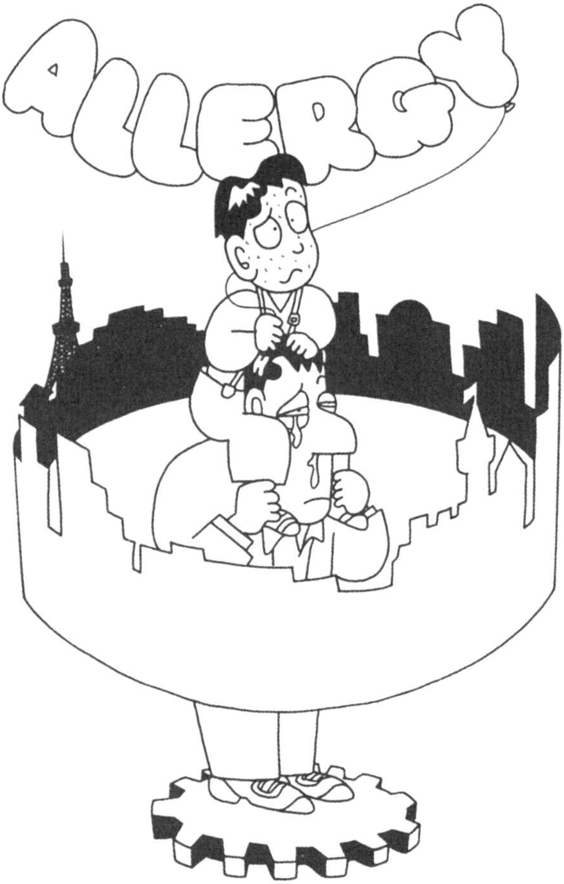

出現過敏症狀。有的醫生甚至說過敏是兒童疾病，可見得它的發生率很高。此外，都市裡兩人中有一人會發生過敏症狀，超過全國平均值。

過敏有現代病之稱。爲什麼過敏會增加呢？首先要考慮的是遺傳因素，其次是營養狀態、環境、壓力等多重因素的變化。然而遺傳因素不可能在最近才突然產生變化，因此過敏增加的要因，應該是第二項的營養狀態、環境或壓力造成的。

現在人民飲食充足，堪稱飽食時代。與以前相比，我們現在的營養狀態當然好了很多。營養價值較高的食物使得免疫系統增強，同時也使得過敏反應增強。所以免疫反應無法順暢發揮的人，吃了營養價值較高的食物，可說是好壞參半。

環境也是如此。我們的生活環境愈來愈方便，然而空氣污染、擁擠的地下鐵造成的壓力，以及農藥、食品添加物等充斥於我們身邊。在這種狀態之下，也會對免疫系統的平衡造成微妙的影響。

可以說過敏是現代社會所帶來的文明病。

引發過敏的物質

過敏原

引發過敏的物質稱爲過敏原。此外，引起過敏的蛋白質，同樣的也稱爲過敏原。

類似的字眼包括抗原等，不過一般抗原是指會對於免疫系統產生作用的物質。其中會引起過敏的抗原，也稱爲過敏原。

過敏症狀會隨著年齡而產生變化。同樣的，過敏原也會從食物變化爲塵蟎或花粉。

到底有哪些物質會成爲過敏原呢？其如左表所示。過敏原不像病毒或細菌等是單一的物質，包括由呼吸器官進入的吸入性過敏原，以及以食物方式進入的食物性過敏原等。

吸入性的過敏原包括塵蟎、黴菌、蕎麥，還有杉木花粉、貓狗的毛等。食物性的過敏原包括蛋、牛奶、大豆等。因人而異，過敏原各有不同。

某人的過敏原可能是蛋、牛奶或鯖魚，也可能是花粉、灰塵或塵蟎。這些過敏原經由口、鼻侵入體內時，就會引發過敏。

具體的過敏症狀，例如吃蛋出現蕁麻疹，喝牛奶出現腹瀉，春天一到就因爲空氣中的花粉而打噴嚏或流鼻水等。

過敏原因人而異，各有不同，目前已經明白和基因有關。現在可以爲了找出特定的過敏原，讓過敏原接觸皮膚，進行皮膚反應檢查。

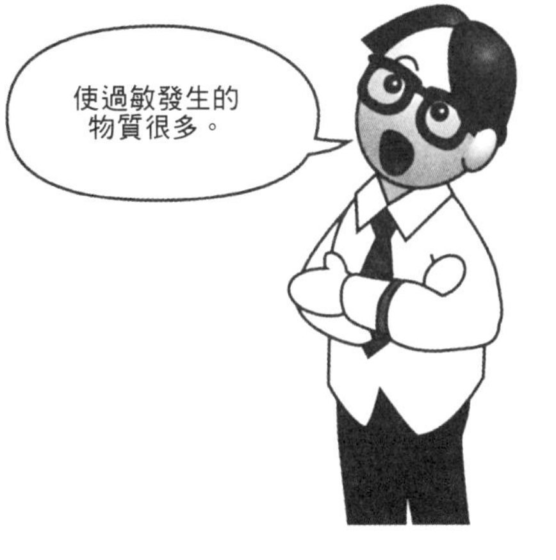

各種過敏原

	名　稱	鑑定出的過敏原蛋白質
花粉（吸入過敏原）	杉木	Cry IC 等
	扁柏 垂枝樺木 鴨茅 美洲豚草、艾草	Bet vl Dac gl Amb al Hrt vl
室內塵（吸入過敏原）	粉表皮蟎 掛表皮蟎	Der fI Der p Icr
寵物	貓 狗 老鼠	Fel a Icr Can f I Mus m I
食物（經口過敏原）	蛋白	Gal dI Gal dII Gal dIII
	牛奶	
	鱈魚 大豆	Gal cl
眞菌類（吸入過敏原）	Alternarvia alternate cladosporium herbarium	Alt a I 等 cla h I 等
昆蟲（經由叮咬進入體內）	大胡蜂等 蜜蜂 長腳蜂	ves g I 等 Api m I pol a I
其他藥物	磺胺劑 抗生素	
植物性粉末	小麥 蕎麥 蒟蒻	澱粉酶抑制劑等

※鑑定出的蛋白質過敏原的名稱是由學名來命名的。

過敏有四種形態

■ 圖1　4種過敏反應形態

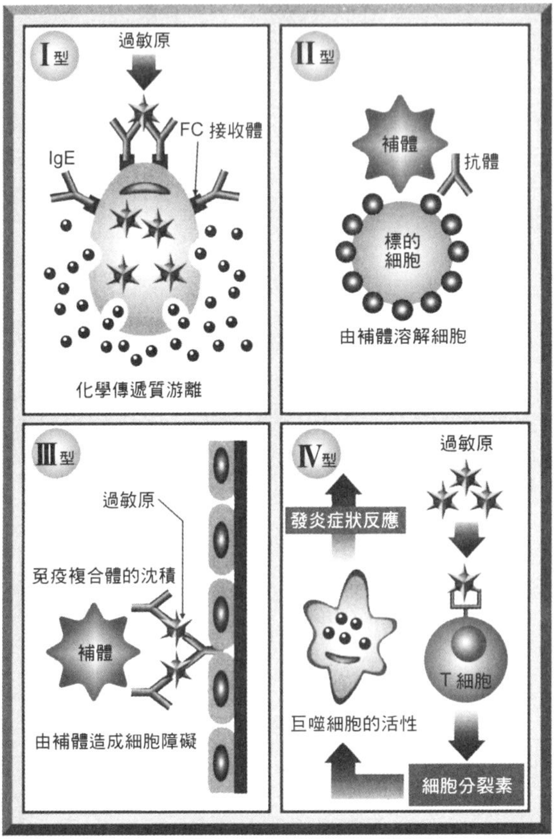

依發症形態和相關物質的不同，目前過敏可分爲四種形態（圖1）。

其中Ⅰ、Ⅱ、Ⅲ型的過敏與抗體有關，Ⅳ型則與T細胞有關。抗體本身的蛋白質稱爲免疫球蛋白（Ig）。人類的免疫球蛋白依構造和機能的不同，可以分爲G、M、A、E、D五種等級。

其中與過敏有關的是IgE或IgG。T細胞是一種淋巴球，存在於血液或淋巴液當中，是依賴胸腺而分化的細胞。

這四種形態的過敏中，以I型最爲人所知，主要會引起支氣管氣喘、蕁麻疹、過敏性鼻炎、花粉症等過敏症狀。嚴重時，甚至會出現過敏性休克反應，進而導致死亡，因此也稱爲休克型過敏。

過敏指的當然是會對生物體造

成障礙，即使形態各有不同，但是基本作用是相同的。雖然是相同的東西，但是還有一種自體免疫疾病，不過這是指抗原來自於自己時才會發症的情況，與過敏不同。

另一種分類方式，則是分為即時型過敏與延遲型過敏。Ⅰ～Ⅲ是即時型，Ⅳ型是延遲型。即時型過敏是指與IgE抗體有關，立刻會出現過敏現象，皮膚反應於二〇分鐘內達到極大值。延遲型則與細胞有關，要隔較久的時間，大約在一～二天內會出現過敏反應。以上各種過敏形態的特徵如圖2所示。

■ 圖2　各種過敏形態的特徵

形態	表現時間	相關的細胞或物質	疾病例
Ⅰ型 過敏性反應	即時型	肥大細胞、嗜鹼性白血球、IgE	氣喘、蕁麻疹、鼻炎、花粉症、過敏性休克
Ⅱ型 細胞溶解反應	即時型	IgM、IgG、補體	Rh 不適合、自體免疫性溶血性貧血、藥劑過敏、突眼性甲狀腺腫大病
Ⅲ型 抗原抗體複合反應	即時型	抗原．抗體複合體、補體．嗜中性白血球	全身性紅斑狼瘡、腎小球腎炎、部分藥疹、部分食品過敏
Ⅳ型 細胞性免疫反應	延遲型	致敏淋巴球、淋巴細胞活素	結核、眞菌、病毒、其他感染症、脊髓炎、腦炎、慢性風濕性關節炎、全身性紅斑狼瘡、部分藥物過敏、同種移植片排斥反應

與過敏同樣的詞彙是特異性。

特異性指的是過敏症狀當中由於遺傳因素而容易引起過敏的體質。擁有這種症狀的人，稱爲特異性體質，引起的症狀稱爲特異性疾病。特異性體質，是指天生具有過敏症性質的人。

最普遍的過敏

I型過敏

■ 圖1　免疫球蛋白E（IgE）的分子構造

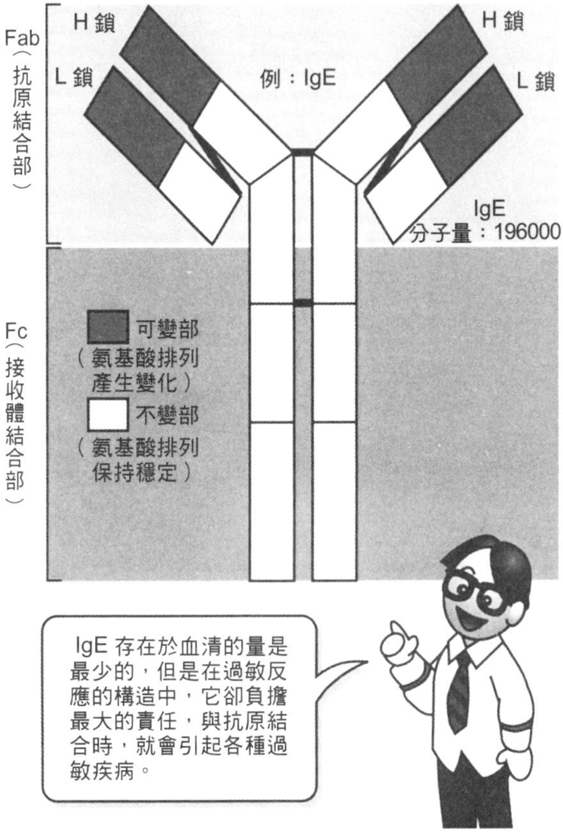

近來過敏這個字眼備受注目，不過這個概念並不是現在才有的。過敏這個字眼最早是皮爾凱開始使用的，他將過敏分類爲免疫過敏素，相當於I型過敏。

現在免疫力可以分類爲免疫力（狹義）以及過敏。以歷史的觀點來看，過敏的概念不斷的改變，最早是從十八世紀開始注意到過敏現象。

與I型過敏有關的抗體IgE，是由日本人石坂公成發現的，以往稱爲反應素（圖1）。此外，I型過敏也稱爲過敏性型或IgE依賴型等。抗原主要是來自外因性物質。

I型過敏反應是過敏原侵入體內時，會產生與病發有密切關係的免疫球蛋白IgE。IgE一旦與肥大細胞表面的接收體結合，就會

■ 圖2　I型過敏的發生的機制

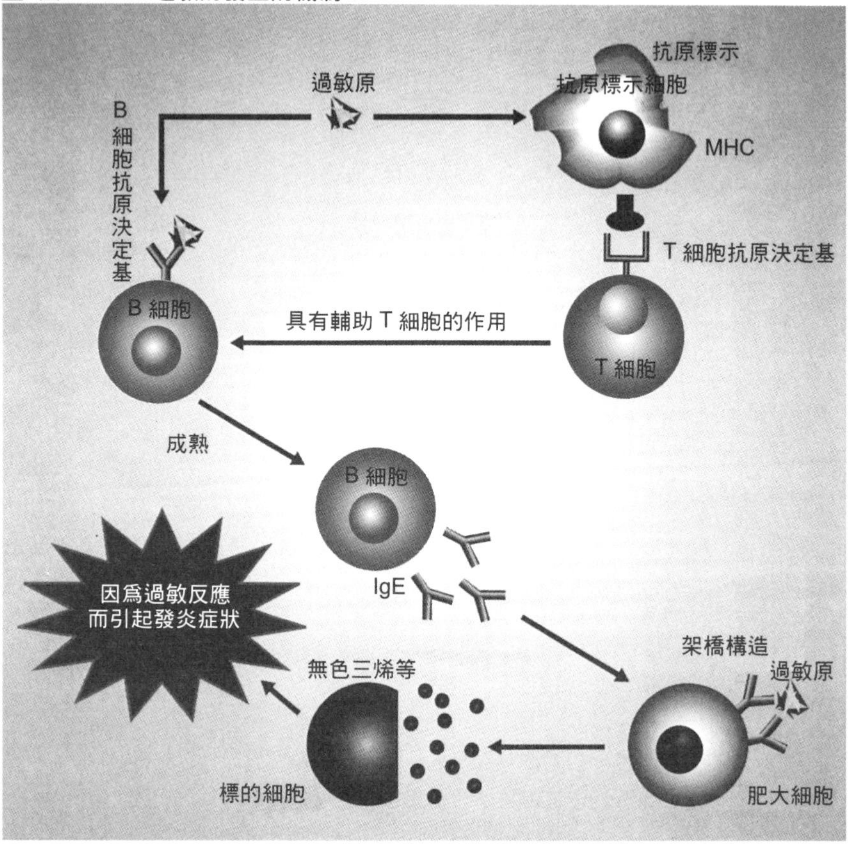

在細胞表面形成架橋構造。結果就會製造出引起發炎症狀的物質無色三烯及前列腺素等化合物（圖2）。

擁有IgE接收體的是肥大細胞和嗜鹼性白血球，而其數目則以肥大細胞較多，同時它只能存在於黏膜、皮膚、腸道等接近身體表面的部位。

因此，出現在皮膚時會造成異位性皮膚炎，發生在支氣管黏膜時則稱爲支氣管氣喘，作用於鼻子黏膜時則稱爲過敏性鼻炎。這些都和肥大細胞有關。也就是說，過敏只有在肥大細胞存在的情況下才能夠產生反應。

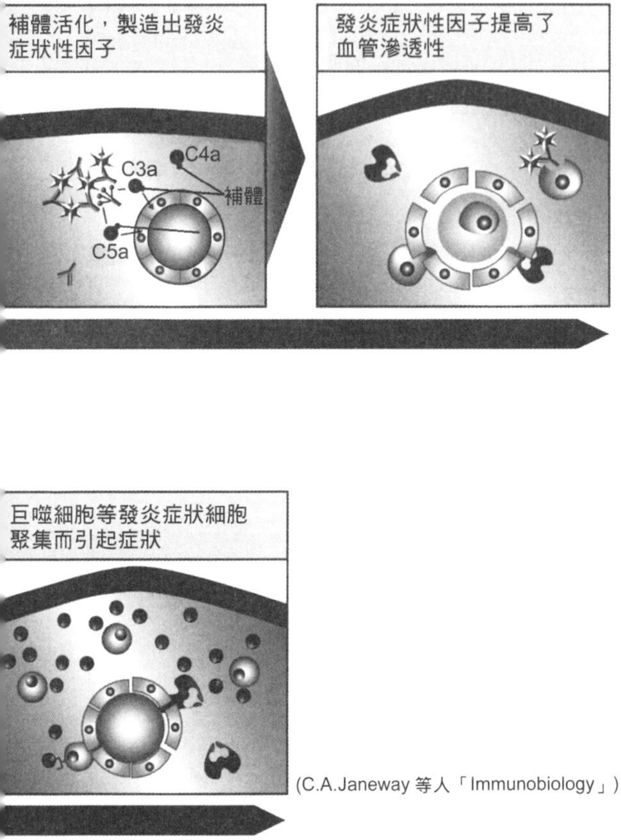
補體活化，製造出發炎症狀性因子
C4a
C3a
補體
C5a
發炎症狀性因子提高了血管滲透性
巨噬細胞等發炎症狀細胞聚集而引起症狀

(C.A.Janeway 等人「Immunobiology」)

Ⅱ型、Ⅲ型、Ⅳ型過敏

Ⅱ型過敏，是與生物體本身的細胞或組織結合的抗體，藉著補體活化而對生物體產生障礙的反應，也稱爲細胞的溶解反應。補體是驅動免疫系統時最重要的引擎部分，稍後會詳加敘述。也就是說，Ⅱ型過敏是補體活化溶解細胞而導致對自己體內細胞產生障礙的反應。抗原也稱爲細胞膜或細胞表面抗原，作用就是使IgG、IgM、補體活化，通常不會出現皮膚反應。

實際疾病是相容性不合的輸血（例如移植腎臟時出現的排斥反應），或自體免疫性溶血性貧血等。我們認爲這與其說是過敏，還比較接近自體免疫疾病。

Ⅲ型過敏，則是在生物體內產生抗原・抗體複合體沈積於細胞，使得補體系統活化而引起的反應。一言以蔽之，就是免疫複合型，也稱爲亞爾薩斯反應。抗原包括外因性、內因性等，似乎與補體或嗜中性白血球等有關。在三〜八小時內會產生皮膚反應。

■ Ⅲ型過敏的構造

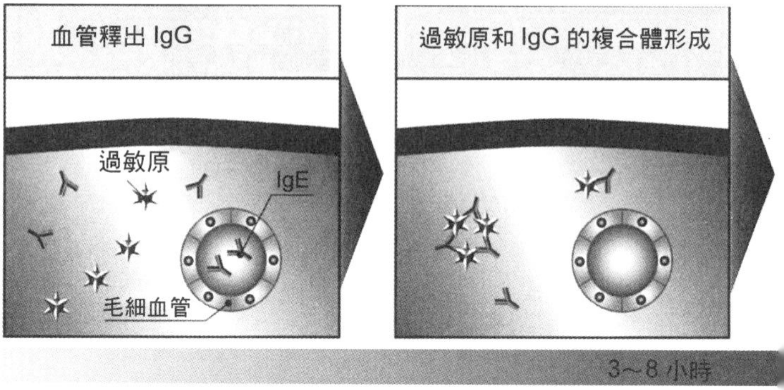
血管釋出 IgG
過敏原和 IgG 的複合體形成
過敏原
IgE
毛細血管
3〜8 小時

疾病方面，包括血清病、過敏性支氣管炎、全身性紅斑狼瘡等。Ⅱ、Ⅲ型的過敏，與我們平常所想的過敏情況不同，在生物體內

■ Ⅳ型過敏的構造

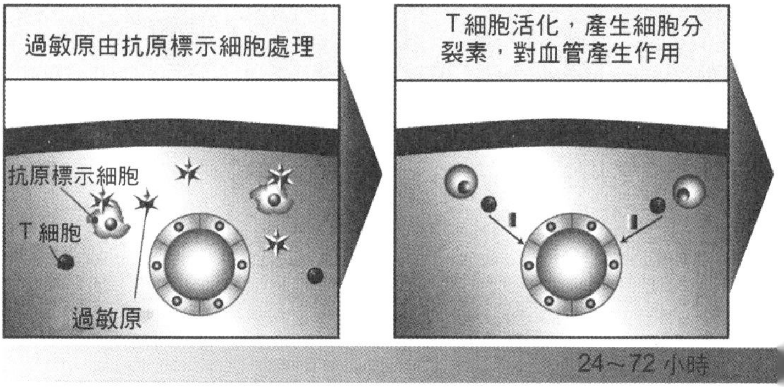
過敏原由抗原標示細胞處理
T細胞活化，產生細胞分裂素，對血管產生作用
抗原標示細胞
T 細胞
過敏原
24〜72 小時

所產生的發炎反應當中，屬於免疫系統的全都包括在內，所以也把這些類型當成過敏來處理。

因此，日常生活中出現的過敏大多是Ⅰ型過敏。

此外，Ⅰ、Ⅱ、Ⅲ型過敏也稱爲體液性免疫，這是因爲它們和免疫球蛋白有關。

Ⅳ型過敏則稱爲細胞性免疫，是以T細胞爲主發揮作用。兩者的差距在於Ⅳ型過敏是延遲型過敏，在一〜二天後才會出現症狀。像結核菌素反應或接觸性皮膚炎就屬於這一類。

Ⅳ型過敏的特徵是，一旦過敏原進入，T細胞活化合成物質，進而引起發炎反應，與抗體無關。但是實際上，Ⅰ型與Ⅳ型過敏很難區別，所以很自然的被認爲兩者應該有關。

過敏的根源在於食物

過敏進行曲

■ 圖1　過敏的發症傾向

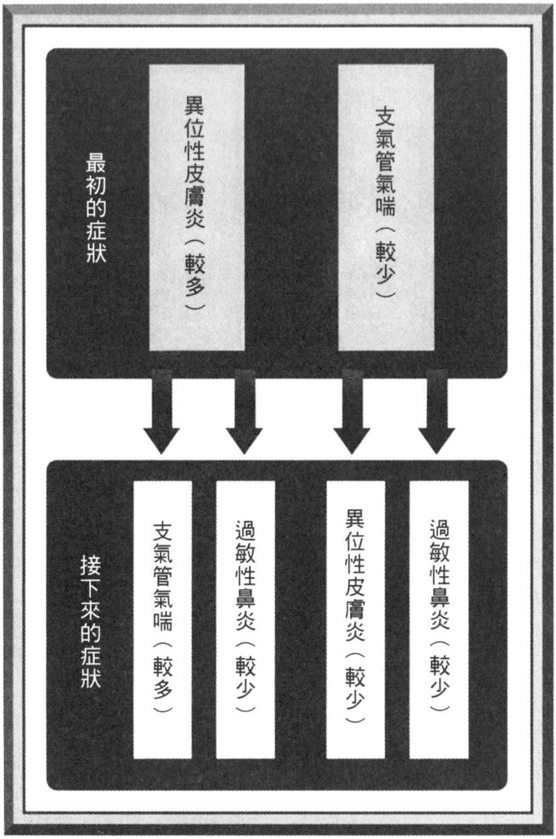

對出現過敏症狀的人詳細加以調查，發現了一個事實。以年齡來觀察發症者，發現成爲原因的過敏原種類和異位性皮膚炎、支氣管氣喘等症狀具有某種程度的關係（圖1）。

例如出生之後，大多是以蛋或牛奶等食物爲過敏原的食品過敏症，而過敏症狀則是以異位性皮膚炎最顯著。

但是年齡再大一點，過敏原就變成塵蟎等，症狀方面是支氣管氣喘增加，異位性皮膚炎也有持續增加的傾向，但是食物過敏方面則有減少的傾向。

看起來好像是之前的過敏引發了下一個相關的過敏。這種相關的現象稱爲過敏進行曲。過敏進行曲的想法，表示了食品過敏對於其他過敏具有極大的影響力。

■ 圖2 過敏性疾病的症狀與發症年齡

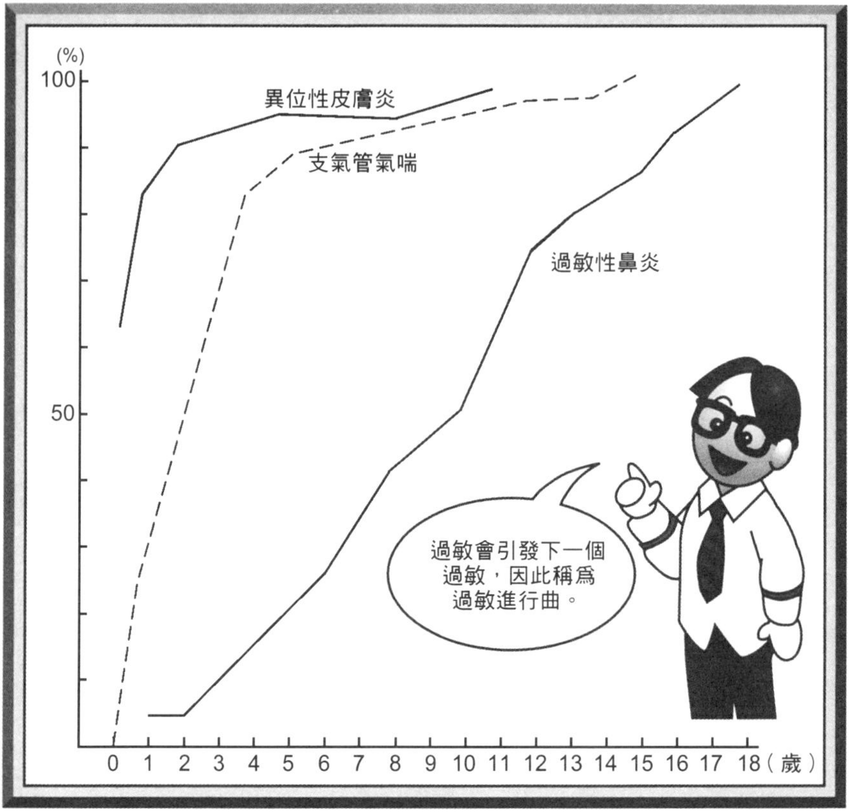

基於這個想法，兩歲罹患異位性皮膚炎，七歲出現支氣管氣喘，十二歲引發過敏性鼻炎，這就是基本的過敏形態。也就是說，最初是食品過敏，然後是異位性皮膚炎、支氣管氣喘、塵蟎過敏、過敏性鼻炎，隨著年齡的增加，症狀也會有所變化（圖2）。

在現階段，最初接觸的食品抗原會引起過敏，接著因爲這個過敏而轉移爲支氣管氣喘或過敏性鼻炎。不過，當然也有不少例子與此無關。

由上述可以了解到，人最初吃進嘴巴的食物、必要而不可或缺的食物，卻是過敏的根源。

會引起過敏的人與不會引起過敏的人

ＩｇＥ與過敏的關係

■ 圖1　特定性疾病的 IgE 水準

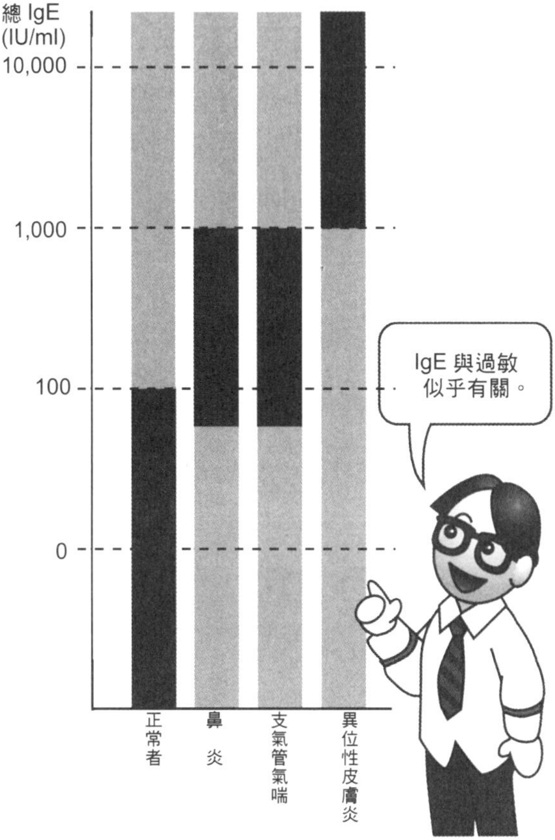

引起過敏的機制，在前面已經說明過了。

大家或許感到疑惑，爲什麼有的人會過敏、有的人不會過敏呢？其間的差距到底是什麼呢？

首先，過敏性疾病出現的症狀並沒有遺傳的因素，但是共通的特異性因素卻是遺傳而來的。換言之，遺傳上具有過敏體質的人，當異物（抗原）由體外進入體內時，就會引發過敏。

過敏與遺傳的確有關，但是到底是基於何種遺傳法則而進行的，目前尚不明白其因果關係。不過血清中ＩｇＥ值較高的人，幾乎都會出現異位性皮膚炎、支氣管氣喘、過敏性鼻炎等過敏症狀（圖１）。

此外，如果父母出現過敏症狀，則孩子出現過敏症狀的機率達六〇～八〇％，他們的確比沒有過敏症狀的父母更容易造成影響（圖2）。

以前IgE被認爲是與寄生蟲有關的抗體，不過隨著寄生蟲感染的減少，其他的過敏增加了。IgE是感染寄生蟲時會大量產生的抗體，因此與這個抗體結合的肥大細胞的接收體被堵住時，就無法再接受其他的過敏原了。但是現代並沒有感染寄生蟲的問題，因此肥大細胞的IgE的接收體，例如與花粉過敏原結合的IgE就不會引起花粉症。

圖2

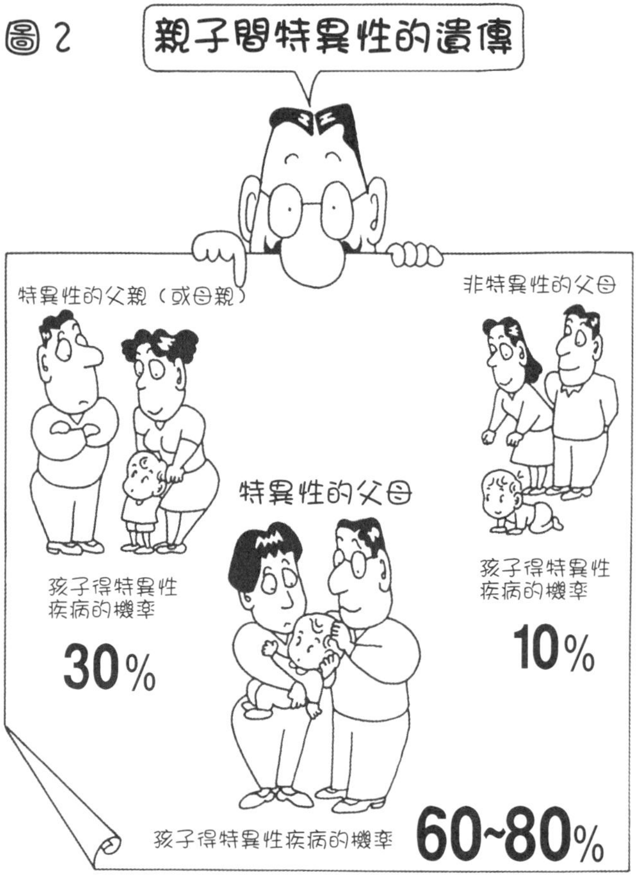

會引起過敏或不會引起過敏的人，的確很難區別。如果自己對過敏相當敏感，那麼可以調查IgE的量，這也是一種方法。此外，在我們體內一定會存在著當過敏原侵入時可以加以助長或抑制的物質。過敏會被引發，就是這個平衡瓦解而出現的現象。

我想，這應該與現在這個時代有很大的關係吧！我們的生活變得方便了，而與此成正比的，就是過敏也有成長的趨勢。也許人類眞的是非常單純的生物吧！

異位性皮膚炎的症狀與發生機制

近來異位性皮膚炎增加了。根據日本厚生省調查，過去診斷罹患異位性皮膚炎的孩子的比例，三～六個月大的幼兒為六・〇％，一歲六個月大的幼兒為十九・〇％，三歲幼兒為三一・二％。

異位性皮膚炎的特徵是臉的表面會發紅、出現顆粒，而且很癢。異位性皮膚炎以過敏體質的人較多見，是遺傳疾病。異位性皮膚炎患者增加的狀況和過敏原的特異IgE陽性率，分別如次頁圖所示。

據說嬰兒得異位性皮膚炎與食物有關。嬰兒消化器官的機能不成熟，無法完全消化食物，因此會出現過敏反應。相反的，有些人因為過度擔心異位性皮膚炎而會出現營養不足的現象。因此依某種意義來看，這也算是異位性皮膚炎的弊端。

異位性皮膚炎的診斷

I 異位性皮膚炎

異位性皮膚炎，是指具有特異性因素的人所產生的慢性皮膚濕疹病變（當本人或家人罹患支氣管氣喘、異位性皮膚炎、過敏性鼻炎時，則稱為特異性因素）。

II 異位性皮膚炎的症狀

・嬰兒方面

①以臉和頭部為主，出現紅疹及隆起的現象，甚至出現耳朵斷裂的情形。

②患部有抓傷的傷痕。

・幼兒、學童方面

①頸部、腋下、手肘和膝的內側會出現紅色發疹和隆起的現象。此外，初冬時會發現比較硬和比較粗糙的部分，也會出現耳朵斷裂的現象。

②皮膚乾燥，與毛細孔一致的部位會出現隆起的顆粒、發疹現象。

③患部有抓傷的疤痕。

直接接觸衣服或寢具的材質、塵蟎等的排泄物和屍體也是原因。此外，據說也和壓力有關。

疑似異位性皮膚炎時進行的檢查，就是調查血清中IgE抗體總量的利斯特法、拉斯特法及加普法等。

治療異位性皮膚炎，主要是去除成為原因或誘因的物質（主要是改善飲食生活）以及使用藥物的藥物療法。藥物療法，通常是使用軟膏等外用藥或內服藥。外用藥大多是使用類固醇外用藥以及非類固醇消炎外用藥，或防止乾燥的保濕藥、保護皮膚的保護藥等。類固醇外用藥也有軟膏、乳液、藥水之分。

內服藥則主要使用抗組織胺藥和抗過敏藥。進行治療後，如果症狀依然無法減輕，則可以採用將過敏原微量長期注入體內的去敏療法。總之，一定要和醫師等專家商量，一步步向前邁進。

特異性體質的孩子，容易因為過敏進行曲而出現不同的過敏症狀。但是罹患異位性皮膚炎的嬰兒，不見得就會出現支氣管氣喘或過敏性鼻炎等症狀。事實上，很多孩子罹患異位性皮膚炎之後就治癒了。不過，現在的成人仍有異位性皮膚炎增加的趨勢，症狀的嚴重性也造成了問題。

■ 長崎大學附屬醫院皮膚科門診的新病患中異位性皮膚炎所占比例與年齡構成的變化

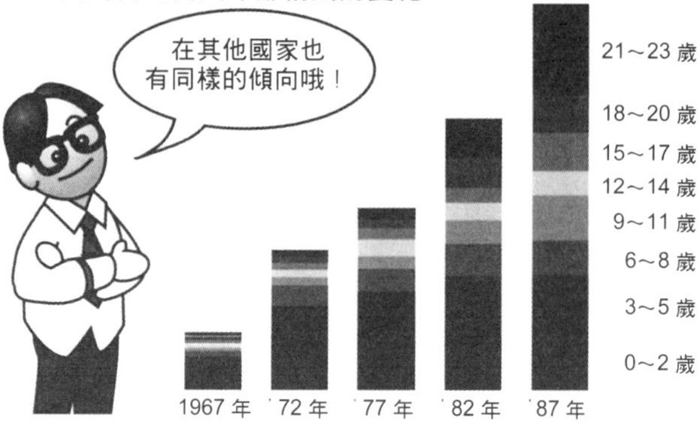

■ 異位性皮膚炎患者的過敏原陽性率

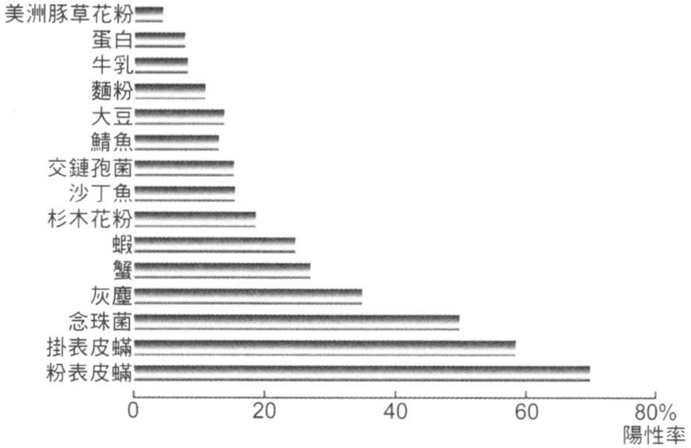

家中的灰塵和塵蟎成爲原因

支氣管性氣喘

■ 圖1　氣喘發作強度的分類標準

呼吸狀態	突然覺得痛苦	痛苦到躺下來	痛苦到不能躺下來	痛苦到無法動彈
談話	維持正常談話	大致正常	稍微困難	不能說話
日常生活	能夠正常生活	有些困難	想上廁所但步行困難	不可能
意識狀態	正常	正常	正常	有時正常，有時會出現意識障礙
呼吸機能檢查值	80％以上	70～80％	50～70％	50％以下
發作強度	喘鳴及胸口苦悶	輕度（小發作）	中度（中等發作）	高度（大發作）

*參考值　PEF、FEV1.0
註）發作強度主要是由呼吸困難程度來判定，可以參考其他項目。
摻雜出現不同的發作強度的症狀時，取較強的程度來判定。

支氣管性氣喘的定義是呼吸道持續出現慢性發炎症狀，與體質有密切的關聯。由發炎症狀所引起的症狀，包括容易感冒、呼吸時有咻咻的聲音、咳嗽不止的現象（圖1）。但是這些症狀可以自然痊癒或經由治療而痊癒。

兒童的氣喘通常稱爲小兒氣喘，這只是因爲它發生在兒童身上，並不是特別的病名。此外，支氣管性氣喘的原因，分爲特異型與非特異型（圖2）。特異型是由IgE抗體和肥大細胞引發的即時型過敏。非特異型則是因爲病毒或細菌等原因使得嗜酸性白血球活化，引起呼吸道發炎症狀而造成的。

通常支氣管性氣喘被分類爲I型過敏，停止氣喘發作之後，有可能再度復發。這是由稱爲嗜酸性的白血球刺激呼吸道細胞而引起的。

支氣管性氣喘的原因，還包括家中的灰塵或躲在灰塵裡的塵蟎，其屍體和排泄物會成為過敏原。家中飼養的寵物的毛或皮屑等也同樣會成為過敏原（圖3）。此外，刺激呼吸道的香菸、汽車排放的廢氣等吸入物質也有關。壓力等精神原因也是發作的要因。

治療法是在發作時使用抑制支氣管收縮的支氣管擴張藥。發作嚴重時，則須注射類固醇。預防發作方面，則是吸入抗過敏藥或進行去敏療法。

這些療法並不是對所有的人都有效。在家中所形成的過敏原一定要加以去除，尤其要去除塵蟎，這對支氣管性氣喘而言相當重要。

兒童的支氣管性氣喘在十二歲是一個分界點，大約七〇％的孩子症狀會減輕或停止。

■ 圖2　支氣管性氣喘分類與特徵

	外因性		內因性
	特異性	混合型	感染型
家族遺傳 特異性疾病的合併 IgE 值 IgE 抗體	有特異性疾病 多（鼻炎、皮膚炎） 高值 陽性		通常沒有 罕見 正常 陰性
發病年齡 氣喘症狀 季節性 末梢血管嗜酸性白血球 支氣管擴張藥的效果	兒童期較多 發作型 經常有季節性 增加 有效	兒童期、成人期 慢性型 有時有 有時增加 大致有效	40 歲以上較多 發作型、慢性型 通常沒有 正常～增加 稍微有效

■ 圖3　氣喘患者的皮膚反應檢查陽性率

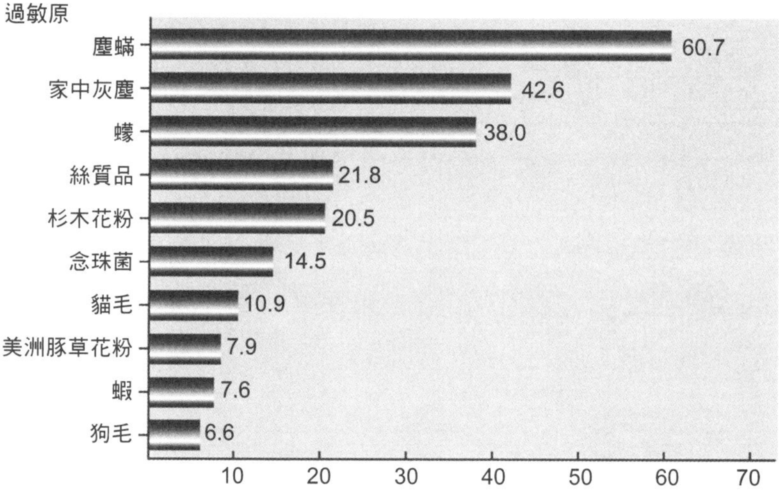

主要症狀爲打噴嚏、流鼻水、鼻塞

過敏性鼻炎

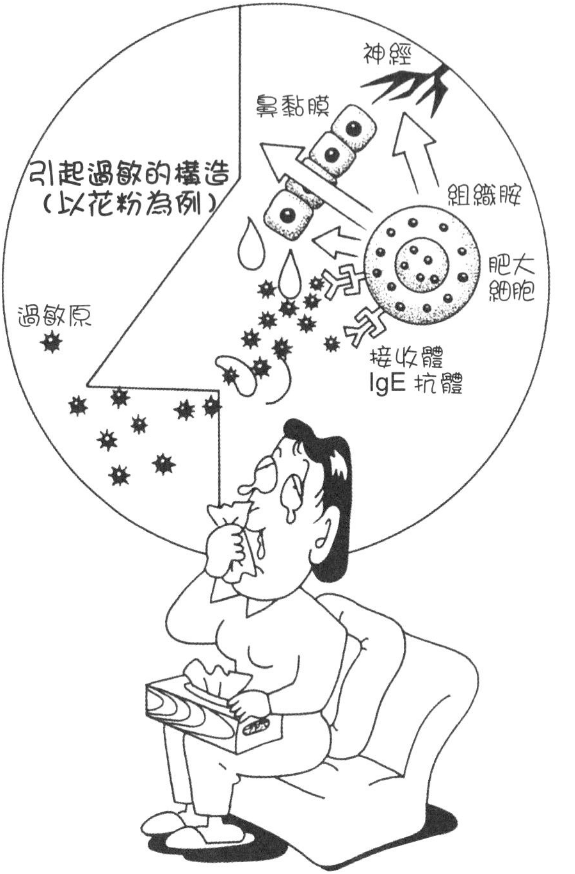

過敏性鼻炎是鼻黏膜受到刺激的I型過敏反應。較具有特徵的症狀爲經常會出現流鼻水、打噴嚏、鼻塞的現象。

兒童的特徵是大多會出現鼻塞。爲什麼兒童較容易出現鼻塞呢？因爲由鼻子進入的過敏原對於鼻黏膜的肥大細胞產生作用，釋出化學傳遞質組織胺造成的。鼻塞幾乎都是這種物質對於鼻黏膜、毛細血管產生作用而引起的。

打噴嚏、流鼻水則不是由化學物質直接產生作用，而是刺激了神經末端，這個刺激傳達到腦，透過神經中樞，對於鼻黏膜組織發揮作用而引起的。

一般而言，過敏性鼻炎的過敏原，在兒童時代是以塵蟎爲主要原因，長大成人之後則主要由花粉造成以花粉症。不過，近來兒童因爲

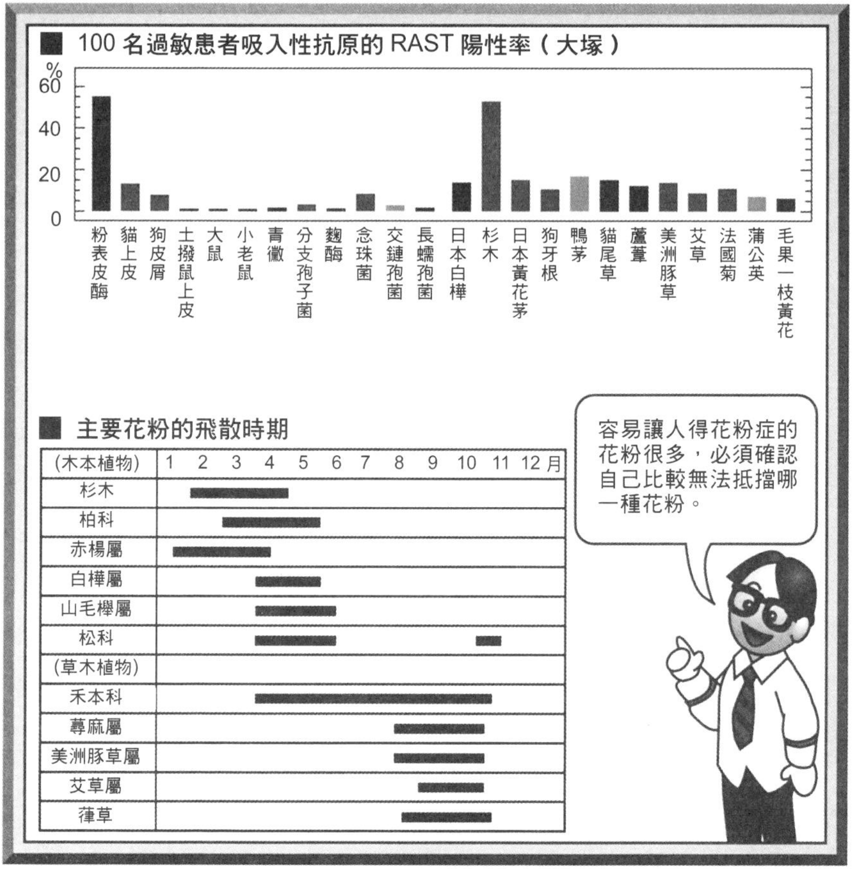

花粉而出現過敏性鼻炎的情形增加了。杉木、扁柏、鴨茅、艾草、美洲豚草等都是這個症狀的過敏原。杉木造成的花粉症最多，而扁柏花粉造成的花粉症也有增加的趨勢。依季節來看，在杉木花粉散播不久就會開始出現扁柏花粉，因此如果杉木花粉症拖了太久，則必須懷疑可能是扁柏過敏原造成的花粉症。

治療過敏性鼻炎是使用抗組織胺藥、抗過敏藥的內服藥或點鼻藥。

要預防過敏性鼻炎，和其他過敏同樣的，首先要去除家庭內的過敏原。

盡量避免在花粉飛散季節外出，不得已外出時，則須戴口罩。此外，也要盡量去除潛藏在地毯或絨毛玩具中的塵蟎。

為什麼過敏會增加這麼多呢

現代社會與過敏

■ 壓力與過敏

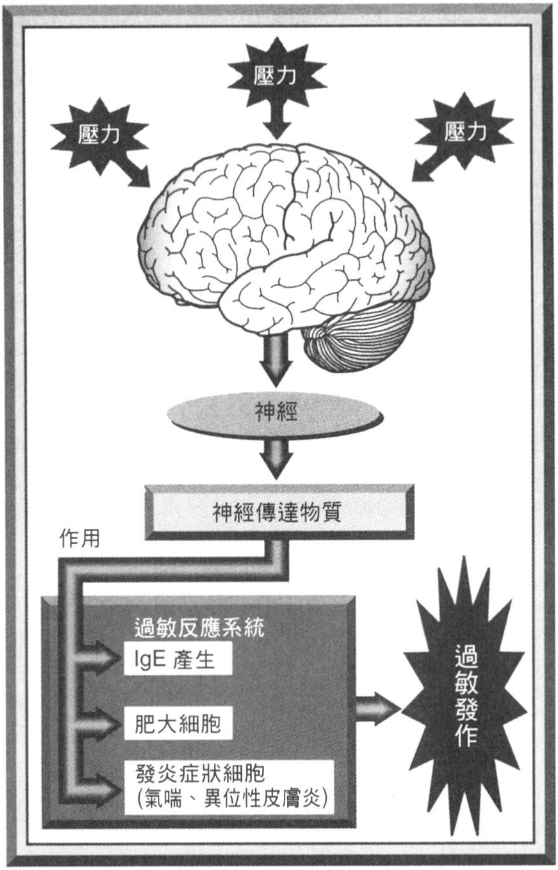

為什麼過敏會增加這麼多呢？我們來探討一下這個問題。

前面已經列舉了各種原因，簡單的說，就是嬰兒的奶粉及早期斷奶、飲食生活歐美化伴隨以蛋白質為主的飲食、居住環境歐美化導致塵蟎增加、經濟發展等負面作用造成空氣污染惡化，以及藥劑引起的過敏、蕁麻疹、消化道過敏等。

其中藥物的過敏，是因為生活忙碌之後使用各種藥物的機會增加的結果。

除了這些物質的影響之外，社會生活和家庭生活壓力的增加，也和過敏有關。精神上的問題和過敏之間到底具有什麼關係呢？要找出其因果關係並不容易。與二〇年前相比，我們的確是生活在壓力較多的社會當中。

我們所說的壓力有很多。例如

父母強制孩子念書或溺愛、放任的親子關係造成偏差而產生壓力，或是因爲經濟不景氣引起工作上的不安而造成壓力，範圍很廣。

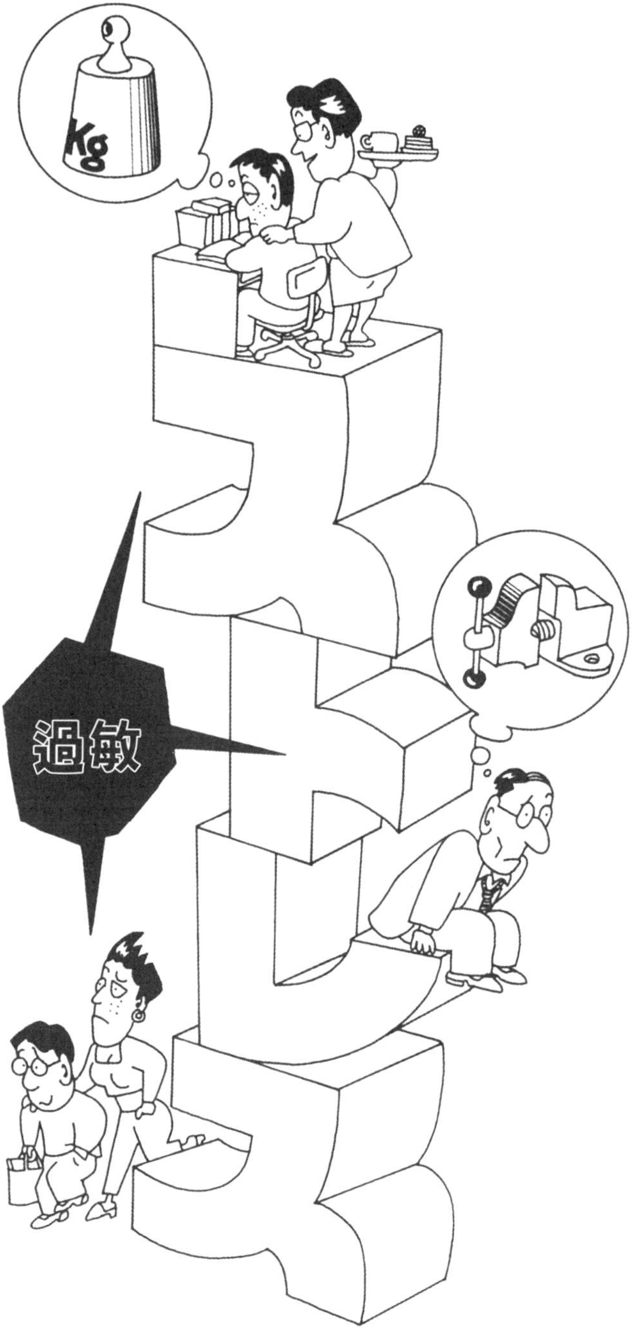

過敏也與免疫系統有關，而免疫系統又與神經系統有密切的關係。所謂「病由心生」，當精神狀態不穩定就容易生病，免疫系統產生變化，於是引起過敏。

如果有人只是聽到現在花粉很多就覺得鼻子發癢，那麼也許是神經系統產生作用吧！

專　欄

過敏需不需要 IgE 呢？

類似過敏的疾病是在距今兩千年前開始的。

據說是食物引起的過敏。

但是其構造直到最近才以科學的方式加以了解。1960 年石坂公成發現引起過敏的蛋白質，也就是免疫球蛋白 E，對人類有極大的貢獻。

這個發現決定了過敏與免疫的關係。後來多田富雄進行關於過敏的 T 細胞的研究，石坂夫婦則進行肥大細胞的 IgE 接收體的研究。此外，還有關於無色三烯、前列腺素等發炎症狀物質的研究等。

這些研究讓人覺得好像已經完全了解過敏了，但是根據最近的研究發現，事實上過敏是超乎我們想像的生命複雜現象。

使用讓上述過敏反應的主角肥大細胞上的 IgE 接收體消失的老鼠做實驗，結果發現還是會出現與 IgE 相關的過敏相同的現象。

也就是說，除了與 IgE 有關之外，也有看起來與 IgE 有關的非常類似的過敏存在。換言之，尚有我們所不知道的過敏及其發生機制的存在。

也許我們只知道了過敏這個大項的一部分而已。

4章 免疫力

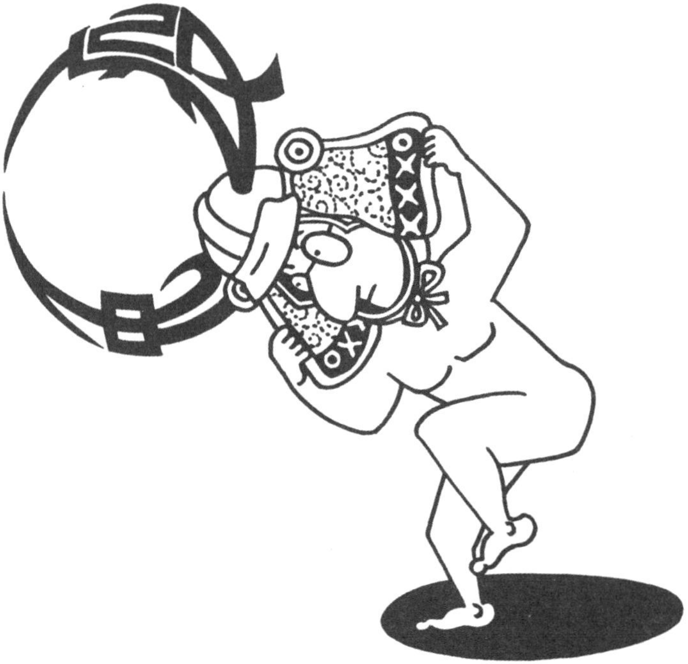

我們身體常備自體防衛構造

免疫力

在我們生存的世界裡，充滿細菌、病毒、花粉、空氣中的灰塵及排放的廢氣、食物等，被許多物質圍繞著，而且這些物質對人類而言原本就是異物。這些物質一旦對人類作惡，就被稱爲抗原，如果引起過敏，則這些物質就是過敏原。

通常我們與這些物質共存，一旦病原性的細菌或病毒想要對生物體造成危害時，生物體當然不會坐以待斃。如果我們的身體對病毒或細菌毫無防備，無法保護自己免於疾病的傷害的話，最後就有可能死亡。

即使未到達死亡的地步，但也可能在身體某處出現障礙而無法過正常的日常生活。

在對付抗原方面，我們的身體準備了免疫系統這個生物體防禦機構（圖1）。因此我們不會罹患重病。

免疫系統是指當抗原或細菌等異物侵入時，能夠加以認識並攻擊異物，或製造對異物產生反應的細胞的系統。人體會製造抗體來對付病原體。對於來自體外的侵入者而言，抗體是一種能夠抑制其作用的

■ 圖1　何謂免疫反應

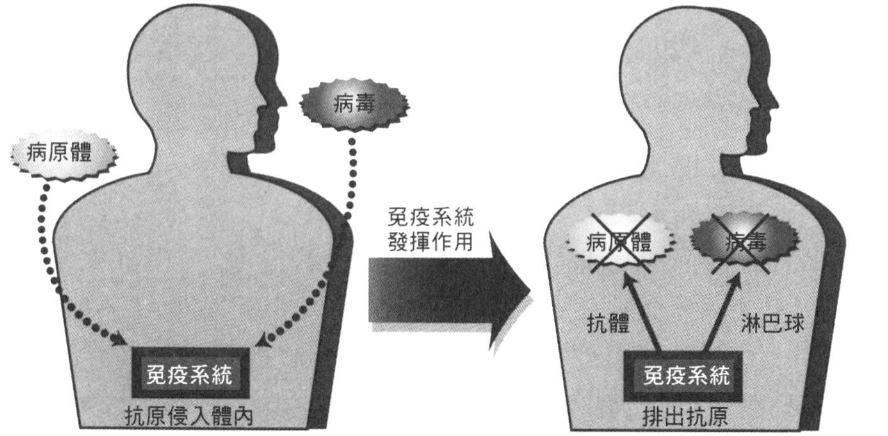

蛋白質。對付病毒是由免疫細胞，也就是淋巴球動員來加以排除。當免疫系統無法順暢發揮作用時，就會引起異常反應。這就是先前所說明的過敏反應。

經由免疫反應判斷爲異物的抗原，會在體內成爲資料蓄積起來，等到下一次該異物再次入侵時，免疫系統就可以迅速發揮作用，排除異物。這個作用最驚人之處就是，對於侵入的各種異物會準備好各個最有效的手段（圖2）。

要應用在體內所進行的各種作用，事先讓身體有抵抗力的方法就是預防接種。相信大家都聽過預防接種。預防接種就是利用免疫機制的一種科學技術。

■ 圖2　免疫系統的概要

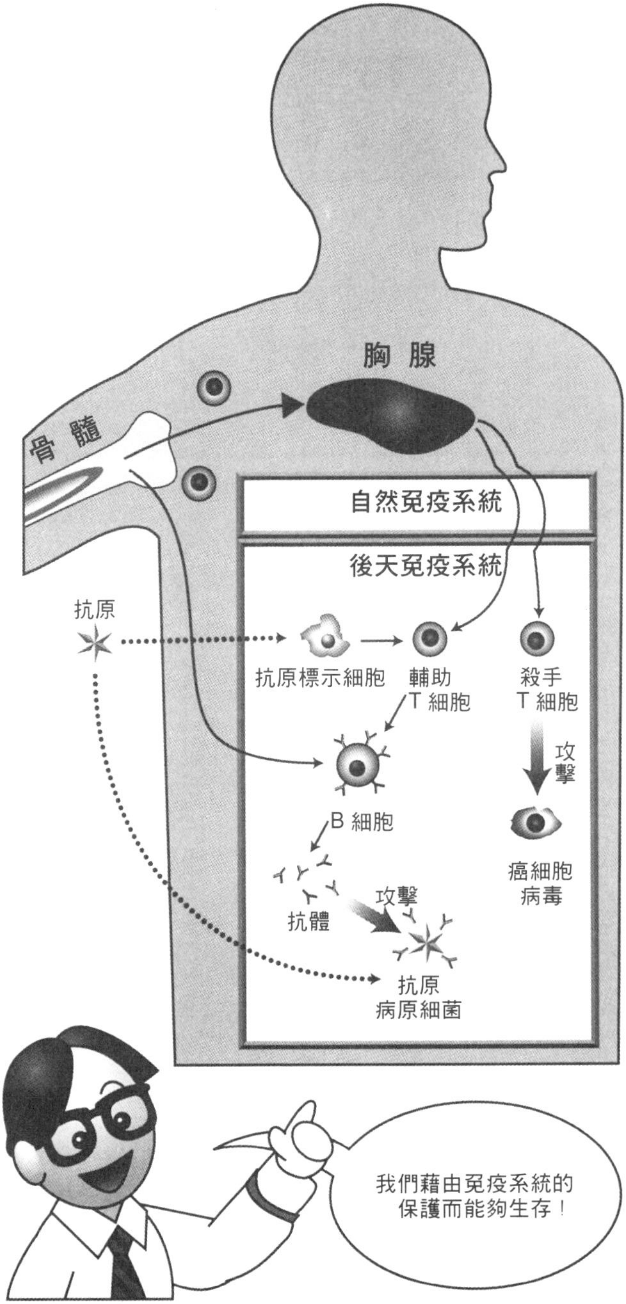

形成自體防衛構造的雙重機制

自然免疫系統與後天免疫系統

當病原體或病毒等侵入體內時，免疫系統具有加以排除的作用。

通常免疫系統分為自然免疫系統與後天免疫系統（圖1）。

自然免疫系統是指生物體常設的防衛部隊，後天免疫系統則是指

■ 圖1　自然免疫系統與後天免疫系統

	自然免疫系統	後天免疫系統
	反覆感染時，抵抗力無法提高	反覆感染時，抵抗力會提高
可溶性物質	補體溶菌黴 干擾素	抗體
細　胞	巨噬細胞、自然殺手（NK）細胞	T 細胞

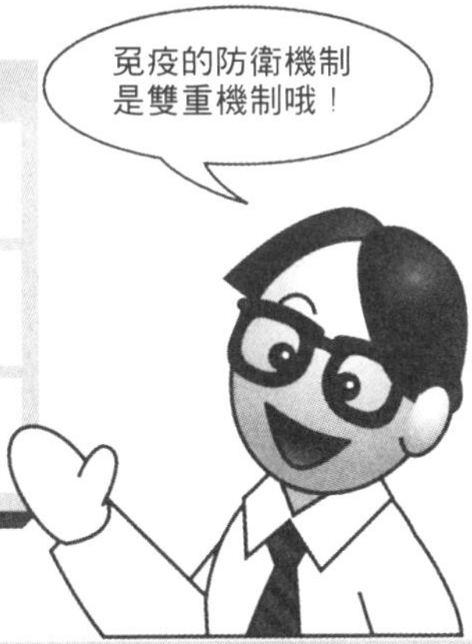

■ 圖2　液性免疫與細胞性免疫

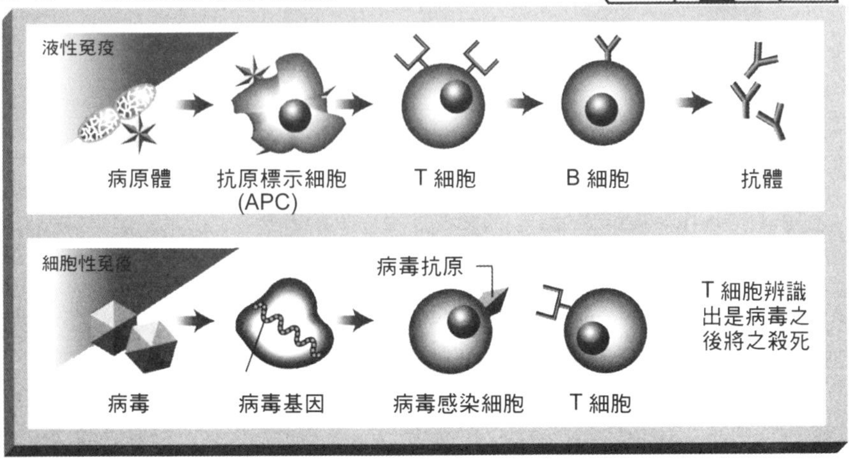

緊急時刻動員的防衛部隊。

自然免疫系統，包括補體巨噬細胞或自然殺手細胞（Natural Killer Cell）等經常在體內負責防衛的細胞。但是一旦感染了自然免疫系統無法防衛的強烈毒性的病原體或病毒時，就輪到後天免疫系統上場了。

後天免疫系統，大致可以分爲液性免疫和細胞性免疫兩種（圖2）。這兩種因侵入抗原的不同而分別加以使用。例如細菌等病原體侵入時，抗體會加以應付，這個反應就稱爲液性免疫。

所謂細胞性免疫，則是當病毒侵入時，由殺手T細胞加以對應。病毒會感染於細胞的基因而增殖，在了解其爲異物之後，就會停止感染病毒的細胞增殖，並加以排除。這時就需要細胞性免疫。

當然，也有作用介於兩者之間的細胞，不過通常病原體是由液性免疫抗體來應付，病毒則必須由細胞性免疫來對應。

後天免疫系統的另一個特徵就是具有類似疫苗的作用，因此感染麻疹或腮腺炎之後，就不再感染這類的疾病了。

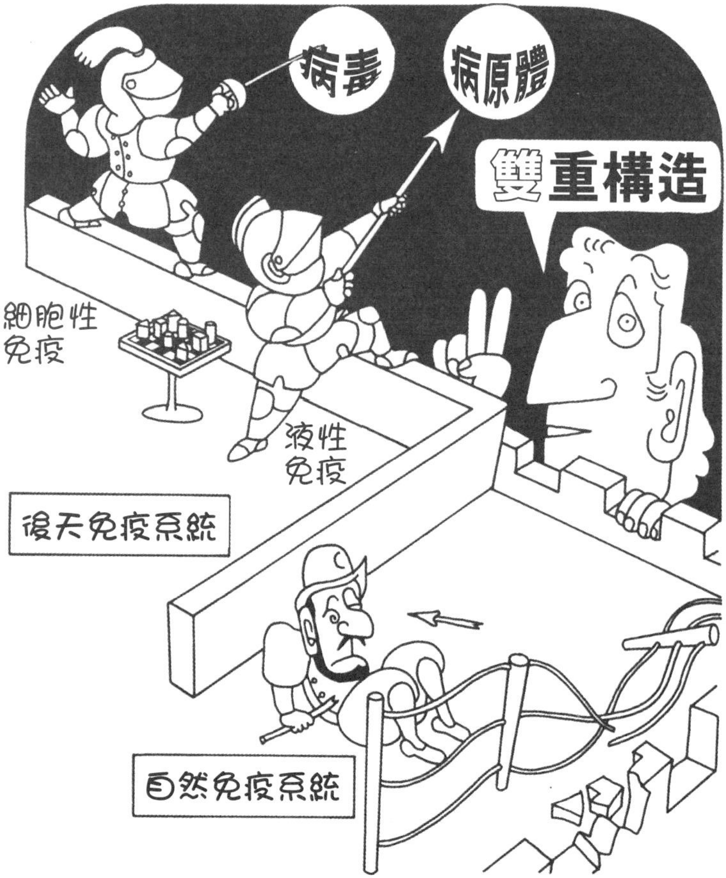
病毒
病原體
雙重構造
細胞性免疫
液性免疫
後天免疫系統
自然免疫系統

免疫系統的對手

抗體與抗原的作用

■ 圖1　何謂抗體

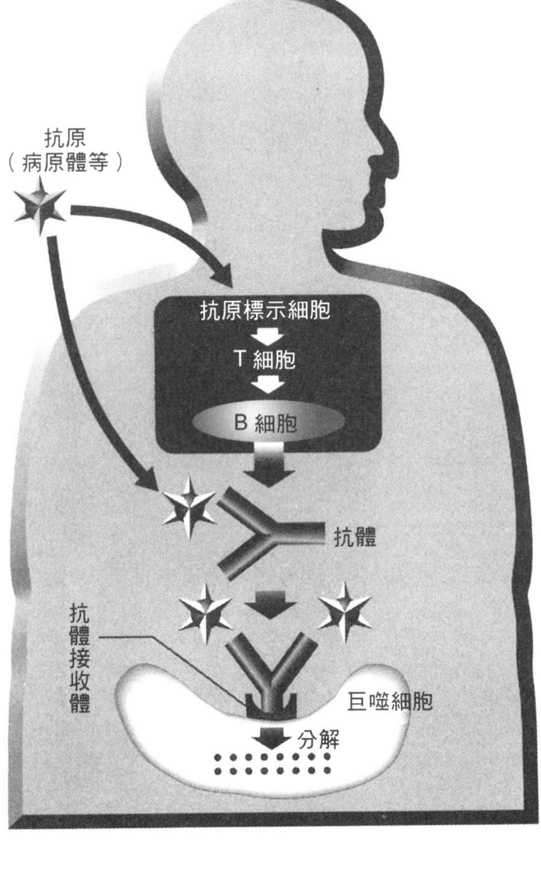

簡單的說，抗原就是指刺激人類免疫系統的物質。抗原的代表就是病毒或細菌等病原體，還有食物、灰塵、寵物的毛等。構成我們自己身體成分以外的物質全都有可能成爲抗原。

這些抗原對人類造成過敏症狀時，就稱其爲過敏原。

基本上，抗原只對人類的免疫系統發生作用，不過如果要嚴格的加以定義，那麼也可以產生抗體。也就是說，與蛋白質抗體結合的抗原，以細菌爲例，其構造是由蛋白質、核酸、脂肪、多糖類等各種物質所構成的。實際上能夠成爲抗原的，大多都是蛋白質。

那麼抗體又是什麼呢？簡單的說，抗體就是能夠認識侵入體內的抗原，並與其結合加以排除而製造出來的蛋白分子。抗體是由成熟的B細胞合成及分泌的物質。一旦在

■ 圖2　抗體的形狀

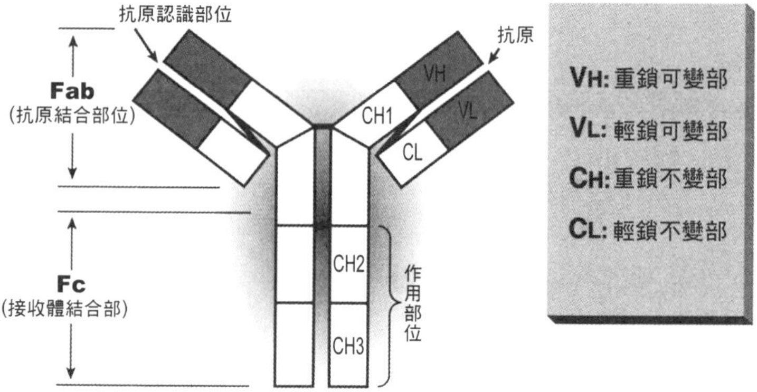

■ 圖3　抗體的作用

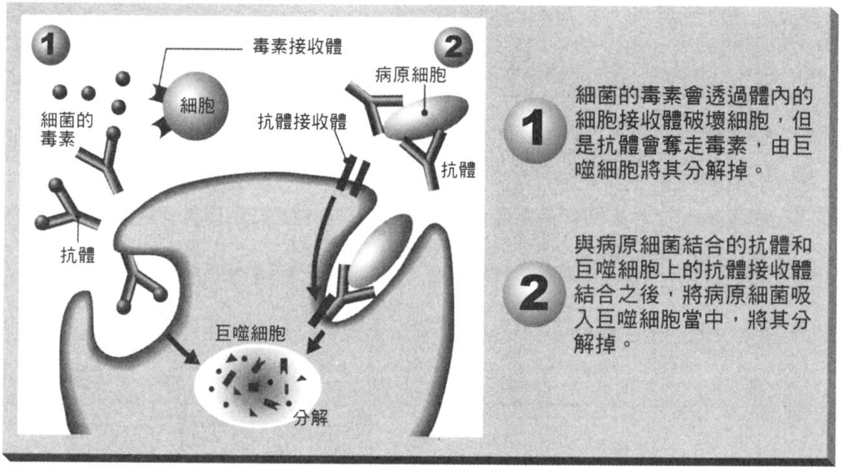

體內製造出抗體後，當同樣的抗原再次侵入體內時，就會迅速產生作用，加以排除（圖1）。

其次來看看抗體的形狀（圖2）。抗體呈Y字型的形狀，前端部分具有與所有物質對應的多樣性。後方部分則擁有維持抗體特有作用的一定構造。也就是說，抗體有認識抗原的部位，以及實質處理抗原的部位。

在製造出抗體之前，需要與免疫力有關的抗原標示細胞、T細胞、B細胞等細胞的協助。稍後會對這些細胞加以說明。總之，我們的身體使用各種細胞形成免疫系統，趕走外部的敵人（非自己）。

圖3則表示抗體的作用。

是否會引起過敏的分界點

抗原與過敏原

接下來要說明抗原與過敏原的不同。

抗原擁有製造抗體，也就是免疫球蛋白的作用，而過敏原則具有引起過敏的能力。過敏原在製造抗體的部分與抗原是相同的。但是一旦過敏發生時，需要在肥大細胞表面形成架橋細胞構造。換言之，抗原不見得能夠成爲過敏原（圖1）。

過敏原幾乎都是蛋白質，不過前面也說過，蛋白質對我們而言是很重要的成分。此外，我們所說的蛋白質，依食物的不同也有很多種類。因此，知道某蛋白質會不會成爲過敏原，對於過敏的治療及預防而言是不可或缺的條件。

過敏的預防及治療方法稍後會加以說明，在此先簡單探討一下找出過敏原的方法。

大家都知道，過敏原決定法首

■ 圖1　圍繞著免疫系統的抗原群

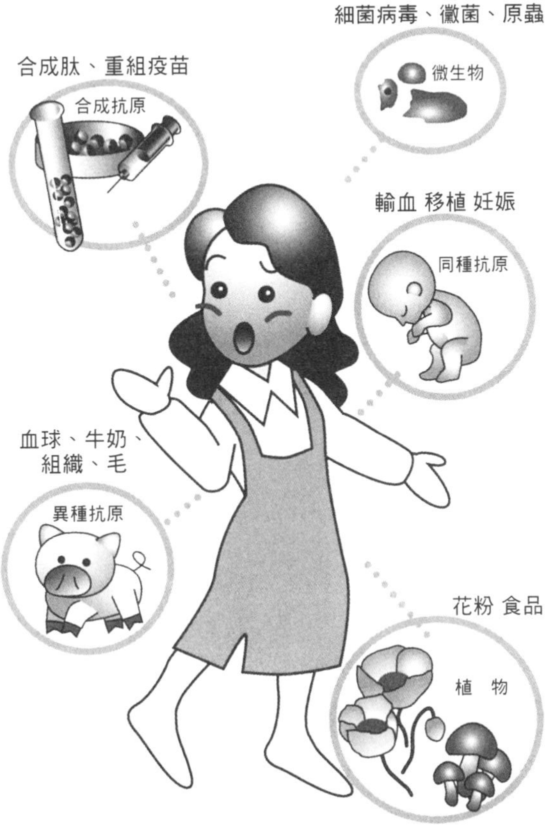
細菌病毒、黴菌、原蟲
微生物
合成肽、重組疫苗
合成抗原
輸血 移植 妊娠
同種抗原
血球、牛奶、
組織、毛
異種抗原
花粉 食品
植　物

■ 圖 2　RAST 法的原理

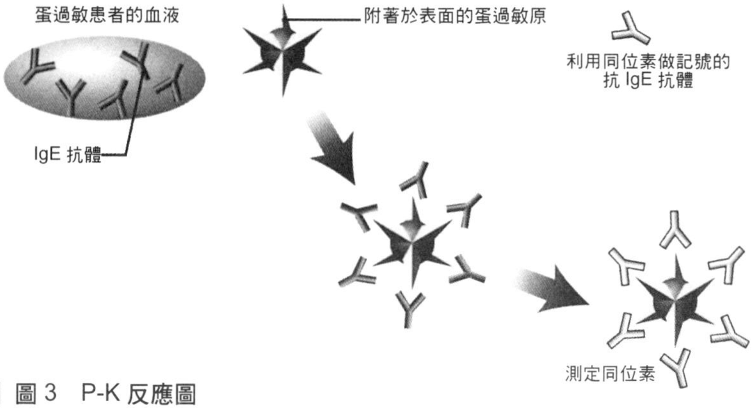

■ 圖 3　P-K 反應圖

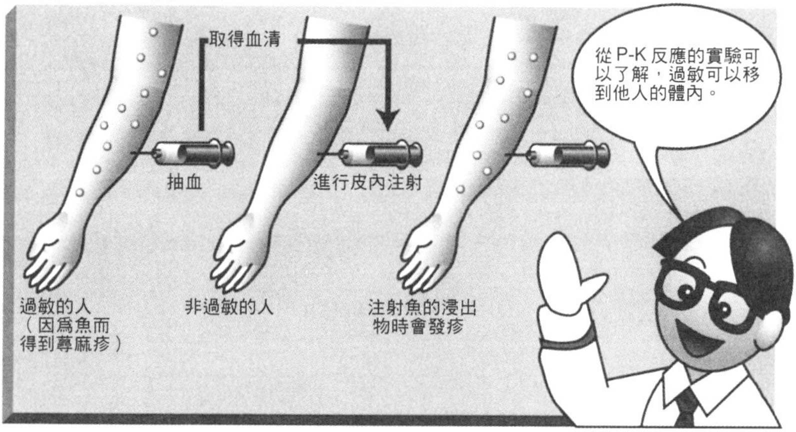

先是測定引起過敏的抗體的RAST法（拉斯特法），以及利用皮膚測試等觀察皮膚反應的PK測試（圖2、3）。觀察整體症狀的方法，則是食品去除・負荷測試法。

簡單的說，RAST法是測定與過敏原結合之後血中免疫球蛋白E的量。例如對蛋過敏的人，可以測出蛋中所含的蛋白質有多少與過敏原結合。皮膚測試法則是在皮膚上形成傷口，然後塗抹過敏原，與不塗抹時進行比較。PK測試則是將患者血清注入父母等的皮膚中，當場進行皮內測試。食品去除・負荷測試，則是事先去除成爲過敏原的食物，然後慢慢給予同樣的食物來觀察過敏症狀。

巧妙的分辨自己與他人

自己與非自己

在免疫力方面經常使用自己、非自己的說法。免疫力的自己和非自己，和我們平常使用的意義有點微妙的差距。日常生活上的非自己是指自己以外的其他人，亦即把他人當做非自己。我們藉由眼、耳、鼻、皮膚等認識到他人的存在，而這些認識是由負責視覺、聽覺、嗅覺、皮膚感覺的神經系統將情報傳達到腦，然後了解到是自己以外的的非自己（這裡是指他人），也就是經由腦來進行自己或非自己的判斷。

而免疫力的自己和非自己的差距，則是物質性的差距。也就是說，在非自己的情況下，免疫力會發揮製造抗體的作用。換言之，構成自己的蛋白質的「物質」是識別自己或非自己的基準。嚴格的說，這個基準就是只要與自己所擁有的蛋白質的氨基酸有一個不同時，免疫系統就會發揮作用。

反過來說，在有無數抗原存在的情況下，要能夠巧妙的分辨自己與非自己，實在是非常不可思議的事情。說明這個免疫機能的人是巴涅特。

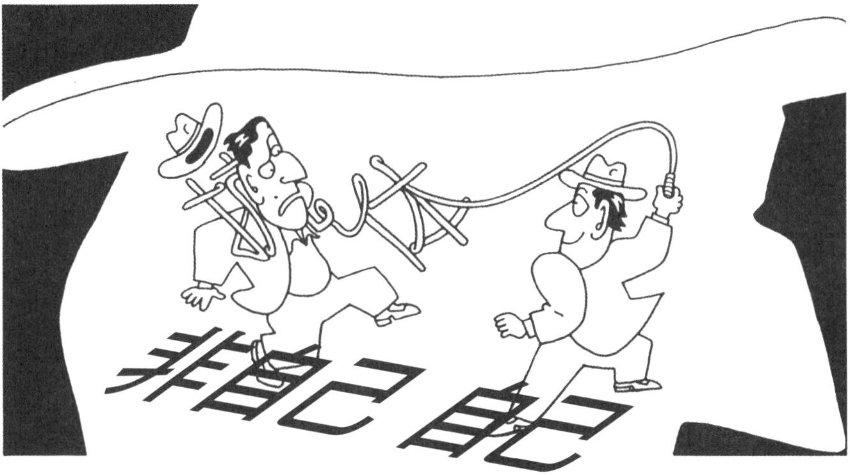

■ 產生抗體的理論（無性繁殖系選擇說）

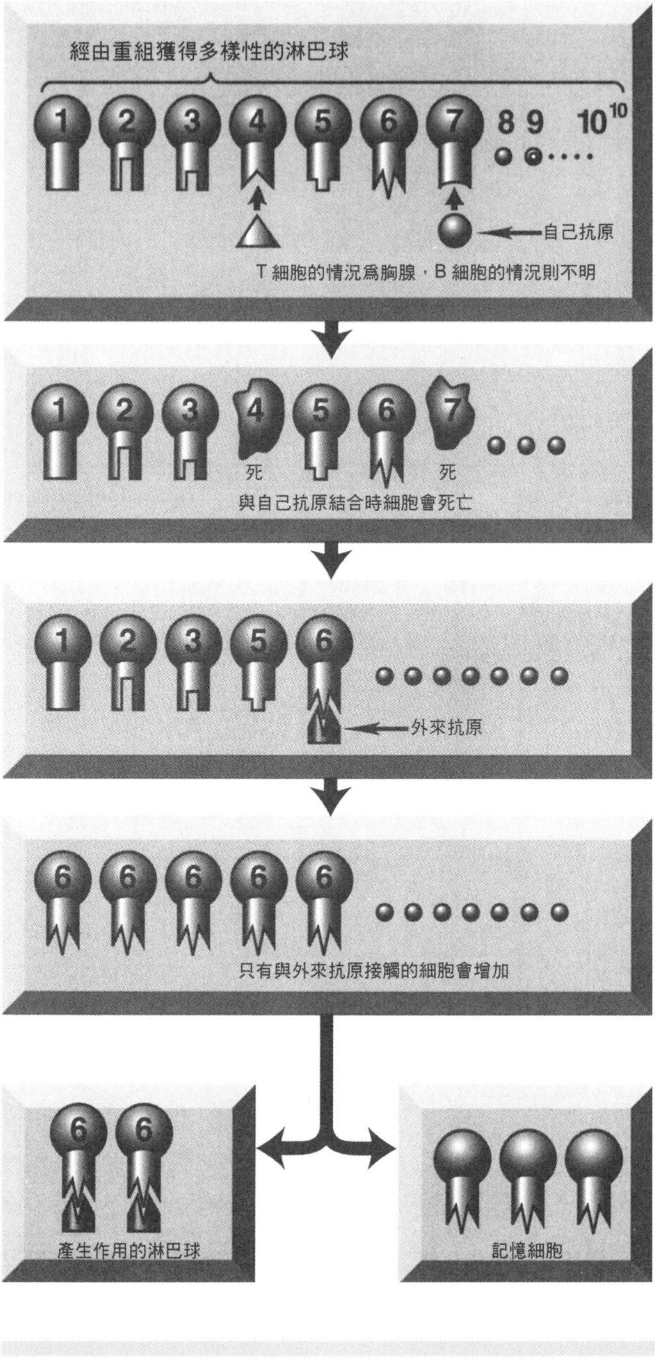

他提出無性繁殖系選擇說（產生抗體理論）（左圖）。根據他的說話，自己與非自己抗原原本就有抗體存在，在胸腺對應自己抗原的T細胞被排除，而對應非自己抗原的T細胞則殘留到最後。殘留下來而且能夠認識非自己的T細胞在認識未知的抗原時，只有與其接觸的T細胞會增加，一部分成爲記憶細胞，準備在這類抗原下次侵入時隨時使用。在我們體內經常進行這些作用。藉著這個特定的T細胞，可以使得特定的B細胞變成製造抗體的細胞。

基於無性繁殖系選擇說，可以了解到爲什麼不會攻擊自己的抗原，而對侵入的非自己的抗原則會立刻製造出抗體的理由。

與過敏有關的免疫器官

骨髓與胸腺的作用

與免疫系統有關的器官中，非常重要的就是骨骼中的骨髓和胸腺。

骨髓是在製造抗體上相當重要的淋巴球等紅血球的造血幹細胞（細胞根源）的場所（圖1）。骨髓是淋巴球的生產工廠，也是免疫器官的重要部位。

骨骼形成我們的身體、支持我們的身體。骨骼內部的骨髓有造血幹細胞，與免疫系統關係尤其重要的是白血球系統的幹細胞。白血球系統的幹細胞除了淋巴球之外，還

■ 圖1　骨髓的工作

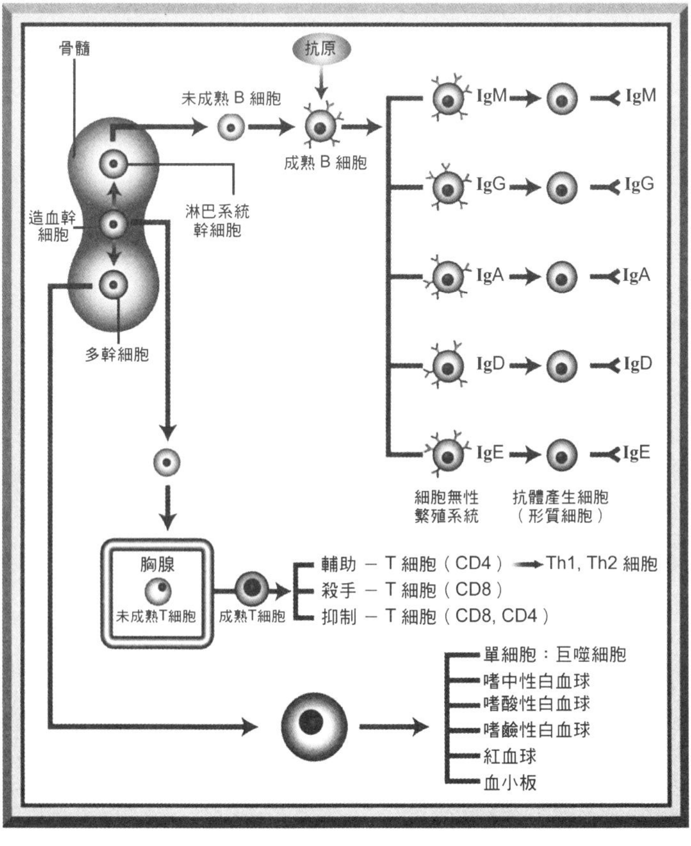

■ 圖2　胸腺的工作

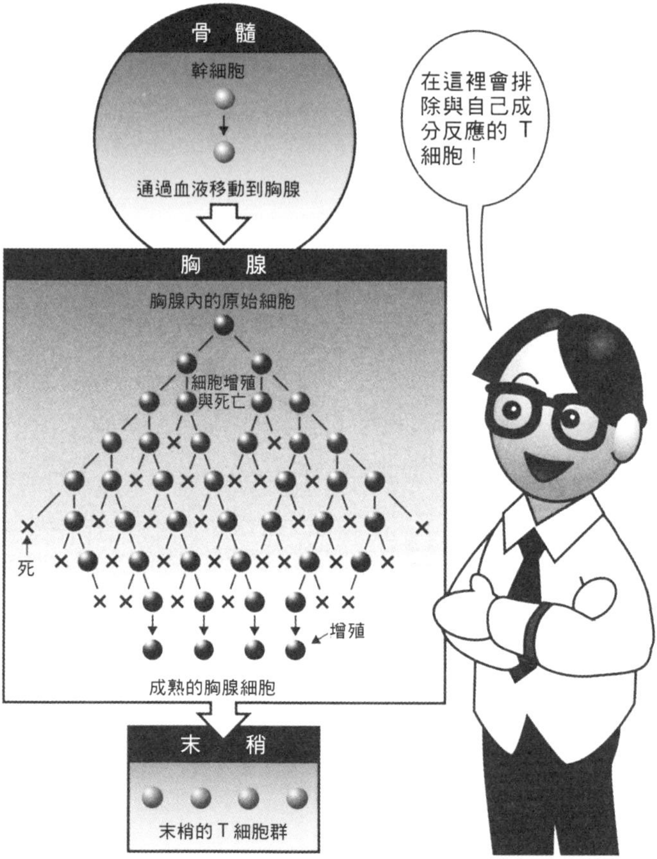

有巨噬細胞、嗜中性白血球、嗜酸性白血球、嗜鹼性白血球。淋巴球系統的幹細胞的一部分移動到胸腺時，在胸腺內變化爲T細胞，然後再分化爲輔助T細胞（幫助B細胞產生抗體的細胞）、抑制T細胞（抑制抗體產生的細胞），以及殺手T細胞（攻擊侵入的病毒等的細胞）等。

此外，通過胸腺、通過體內的淋巴球稱爲B細胞。B細胞受到T細胞的影響，成熟之後變化爲產生抗體的細胞。換言之，B細胞會製造抗體免疫球蛋白IgG或IgA。

和骨髓同樣重要的就是胸腺。胸腺在心臟正上方的部位，是狀似樹葉的器官。由骨髓製造出來的細胞的一部分移動到此處時，就會形成認識自己抗原的免疫細胞。再繼續分化就變成T細胞。

胸腺還有另一個重要的作用（圖2），亦即它不會讓自己的免疫系統攻擊自己。如果攻擊自己的細胞，那麼我們就無法活著。胸腺會去除所有與自己的成分反應的T細胞。

在法國料理中，牛的骨髓和胸腺是非常重要的素材，被用來製作風味獨特的料理，相信很多人都知道。

與過敏有關的免疫細胞①

抗原標示細胞、T 細胞、B 細胞

前面說過，當體內有異物侵入時，生物體防禦構造免疫力就會發揮作用。免疫力會認識異物（抗原），產生與其結合並加以排除的抗體。通常抗體需要抗原標示細胞、T細胞及B細胞等與免疫力有關的細胞的協助，才能夠進行工作。

抗原標示細胞的作用是，在細菌等異物侵入體內時，能夠收集這些物質的資料。不只是收集資料，而且也能夠使大分子的抗原變小，與自己所擁有的記號的蛋白質（主要組織適合抗原複合體：MHC）結合。

經由抗原標示細胞作用之後，由T細胞來判斷是否應該要對某物質產生抗體。一旦決定要產生抗體時，T細胞自己就會活化以刺激B細胞。為什麼T細胞要刺激B細胞呢？因為實際上生產抗體的是B細

免疫細胞的作用

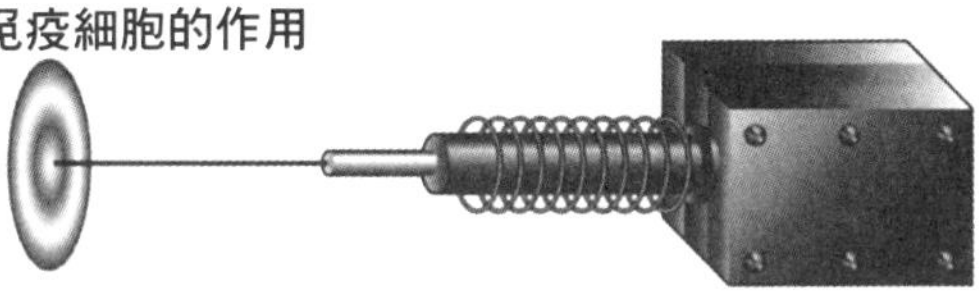

抗原標示細胞發揮雷射槍的作用對於外敵（抗原）打上記號

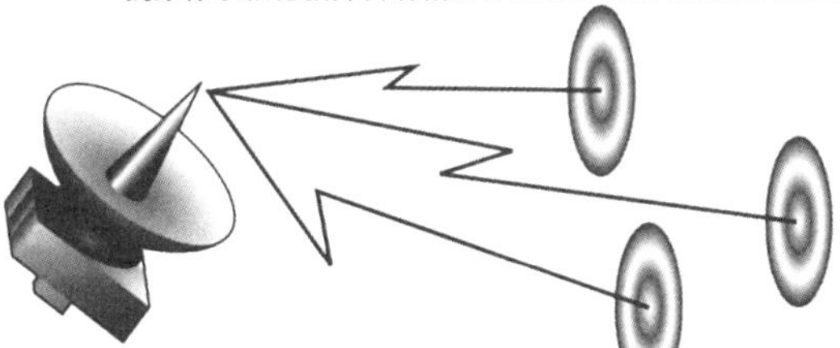

T 細胞就好像是找出記號的電腦上的雷達一樣

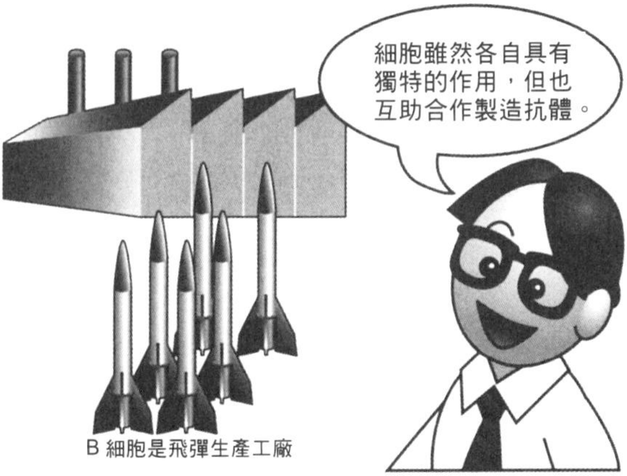
細胞雖然各自具有
獨特的作用，但也
互助合作製造抗體。

B 細胞是飛彈生產工廠

胞。

在B細胞表面存在著免疫球蛋白這種蛋白質。藉由T細胞活化的B細胞，會變成製造抗體的細胞，

B 細胞

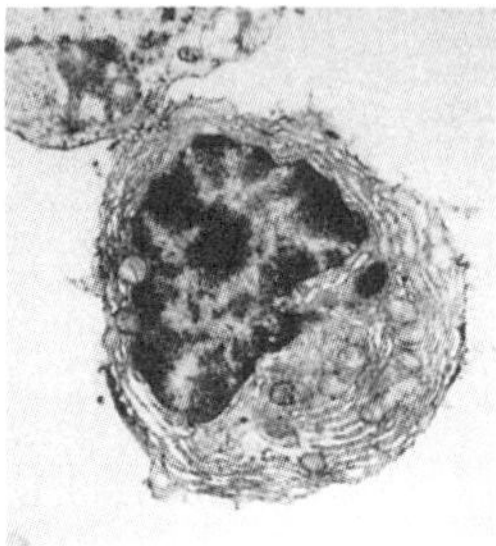

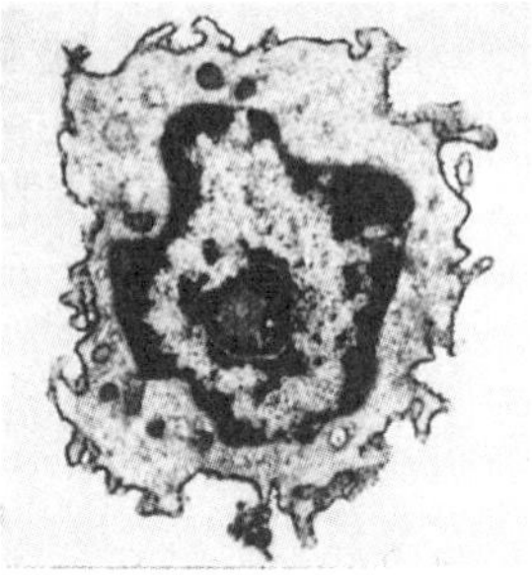

T 細胞

製造出大量的抗體，排除抗原。

抗原標示細胞具有對外敵抗原打上記號的雷射槍的作用，而T細胞則負責找出這個記號，進行解析，就好像電腦上的雷達一樣，得知信息後，就按下生產抗體工廠的B細胞的按鈕，使其開始生產抗體。大家只要想像一下飛彈發射的情況就不難了解了。

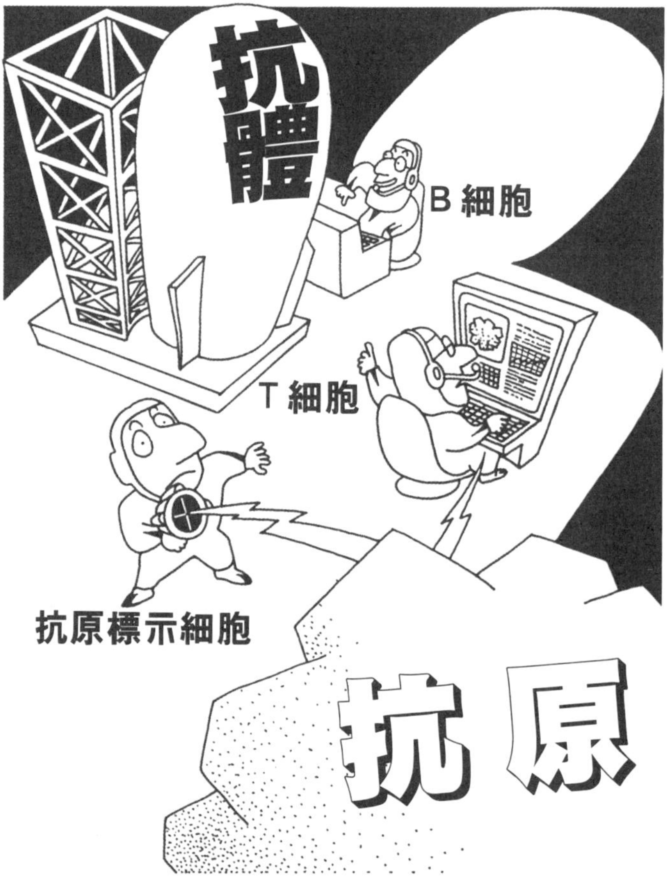

與過敏有關的免疫細胞②

肥大細胞

肥大細胞是指擁有IgE接收體的細胞之一，大多存在於呼吸道或皮膚等皮表附近的部分。肥大細胞擁有很多會對自己產生強烈刺激性、含有各種化學傳遞質的顆粒細胞。

當異物侵入時，免疫系統發揮

■ 與過敏有關的肥大細胞

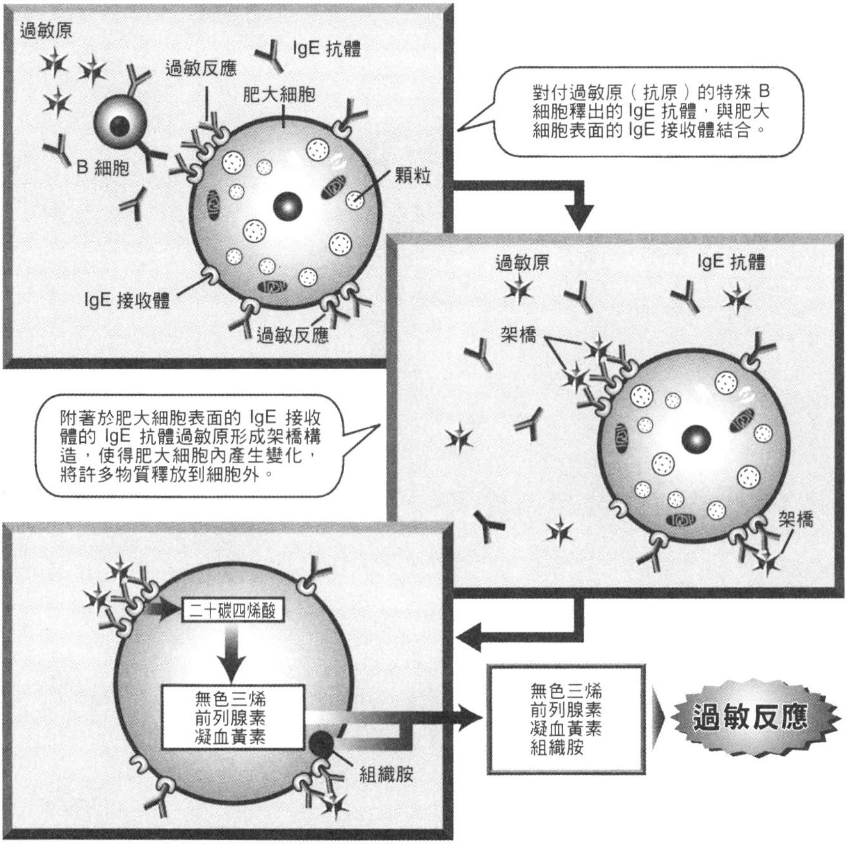

過敏原
IgE 抗體
過敏反應
肥大細胞
B 細胞
顆粒
IgE 接收體
過敏反應
對付過敏原（抗原）的特殊 B 細胞釋出的 IgE 抗體，與肥大細胞表面的 IgE 接收體結合。
過敏原
IgE 抗體
架橋
架橋
附著於肥大細胞表面的 IgE 接收體的 IgE 抗體過敏原形成架橋構造，使得肥大細胞內產生變化，將許多物質釋放到細胞外。
二十碳四烯酸
無色三烯
前列腺素
凝血黃素
組織胺
無色三烯
前列腺素
凝血黃素
組織胺
過敏反應

作用，B細胞釋出IgE抗體，與肥大細胞的IgE接收體結合，藉著IgE同志互助合作，形成架橋構造，將細胞內的顆粒細胞釋放到

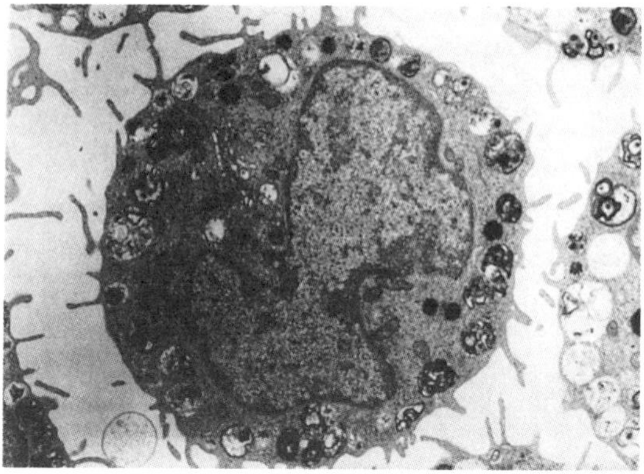
肥大細胞

外面。釋放出來的物質就會引起各種過敏（參照右圖）。

也就是說，肥大細胞存在著接收IgE的特殊接收體。比較這個接收體在肥大細胞和嗜鹼性白血球上的數目，則以肥大細胞較多。IgE與這個接收體結合時，兩個IgE和過敏原形成架橋的結合方式，稱爲架橋構造。

與過敏有關的肥大細胞，其最有趣的一點就是，它只存在於黏膜、皮膚、腸道等接近體表的部位。因此發生過敏的部位也只限於這些部位。異位性皮膚炎發生在皮膚，過敏性鼻炎發生在鼻子黏膜，支氣管氣喘則發生在支氣管黏膜。反過來說，沒有存在肥大細胞的地方，就不會出現過敏的現象。

肥大細胞原本會與蛔蟲等寄生蟲反應，並且加以排除。但是由於衛生環境趨於完善，體內有寄生蟲的人銳減，因此很少有輪到這種細胞出場的機會。這種機會變少原本是好事，可是反過來卻對自己的組織產生作用，結果就造成前述的過敏現象。

肥大細胞一旦形成架橋構造時會變成什麼情況呢？沒有架橋構造時，肥大細胞的內部不會產生大的變化。例如一個IgE和一個過敏原的結合形態（只有一個橋墩），這時肥大細胞不會產生任何變化。肥大細胞只有在形成架橋構造時才會引起過敏。

架橋構造形成之後，肥大細胞產生變化，促進自己的酵素的作用，進行代謝，生成會引起過敏的無色三烯或前列腺素物質。換言之，架橋構造具有引起過敏的重要作用。

與過敏有關的免疫細胞③

嗜酸性白血球的作用

血液的白血球中有顆粒細胞，顆粒細胞包括嗜酸性白血球、嗜中性白血球、嗜鹼性白血球等。

關於過敏方面，實際會對身體產生障礙的細胞稱爲發炎症狀細胞。在發炎症狀細胞當中，嗜酸性白血球的作用特別值得注意。嗜酸

■ 圖1　嗜酸性白血球是由幹細胞形成的

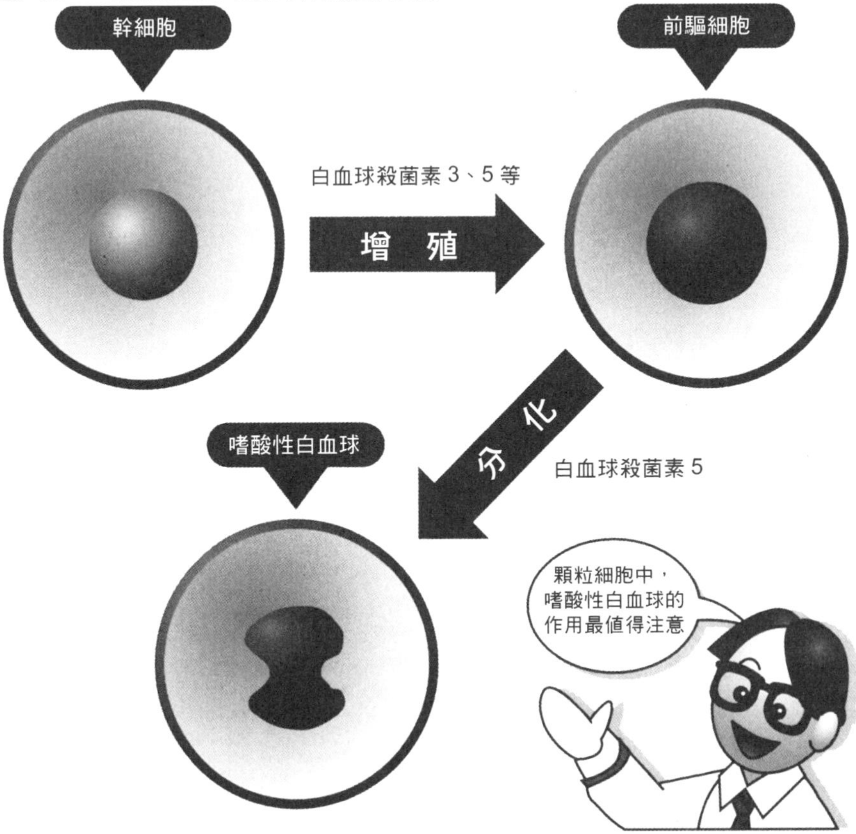

性白血球在沒有過敏的正常人體內的末梢血液中約占二～五%，會吞噬微生物，藉著某種T細胞或肥大細胞產生的細胞分裂素（白血球殺菌素5）活化（圖1）。活化的嗜酸性白血球進入構成血管並列的細胞中，到達氣管等黏膜處，引起發炎症狀（圖2）。

　細胞表面的接著分子對嗜酸性白血球的移動發揮了重要的作用，嗜酸性白血球會移動到能夠與在其表面的接著分子結合的接著分子處。

■ 圖2　嗜酸性白血球的作用——加入血管中，轉移到發炎的部位

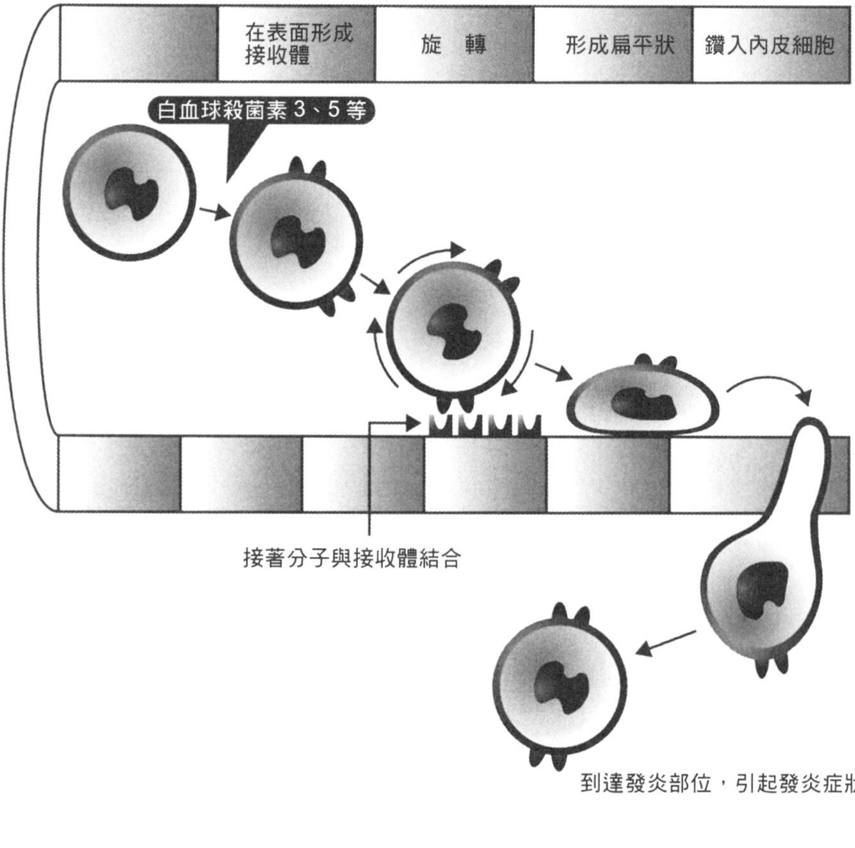

與過敏反應有關的化學物質

化學傳遞物質

引起過敏反應時，會出現肥大細胞、嗜酸性白血球、嗜鹼性白血球等，而引起發炎症狀的物質包括組織胺、血清素、無色三烯等，稱爲化學傳遞物質。

也就是說，抗原抗體反應的結果，使肥大細胞出現脫顆粒現象，化學物質釋出，引起過敏反應。以往一直認爲這個化學物質是「組織胺」。

但是根據最近的研究結果發現，一些新的物質也與過敏有關，即前列腺素、凝血黃素、嗜酸性白血球趨化因子、血小板活化因子（PAF）等。前列腺素是在精液中發現的生理活性物質，可由身體所有的組織和細胞中製造出來，在神經系統中進行體溫調節、睡眠、自律神經調節等作用，具有局部荷爾蒙的作用。無色三烯是由白血球與巨噬細胞合成的生理活性物質，與生物體內的過敏反應有關。

此外，無色三烯或前列腺素等，則是由二十碳四烯酸所構成。

具體而言，目前這些物質所具有的作用、如何引起這些作用還不得而知。不過，它的確與過敏反應有關。

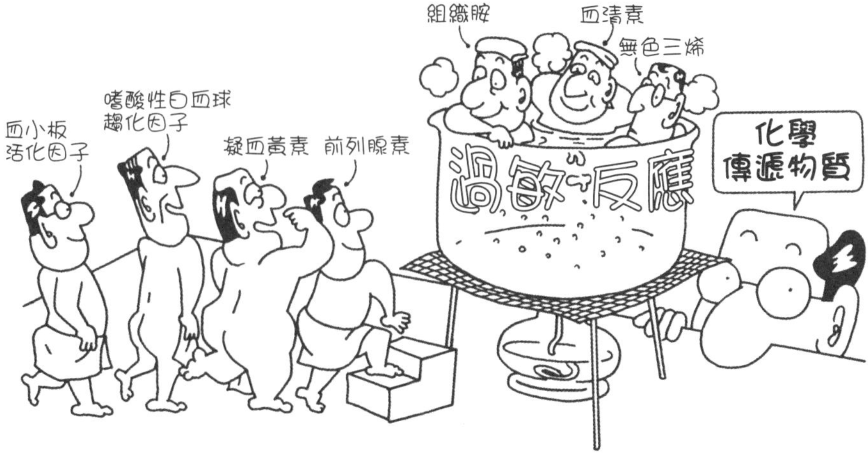

■ 化學傳遞物質的概要

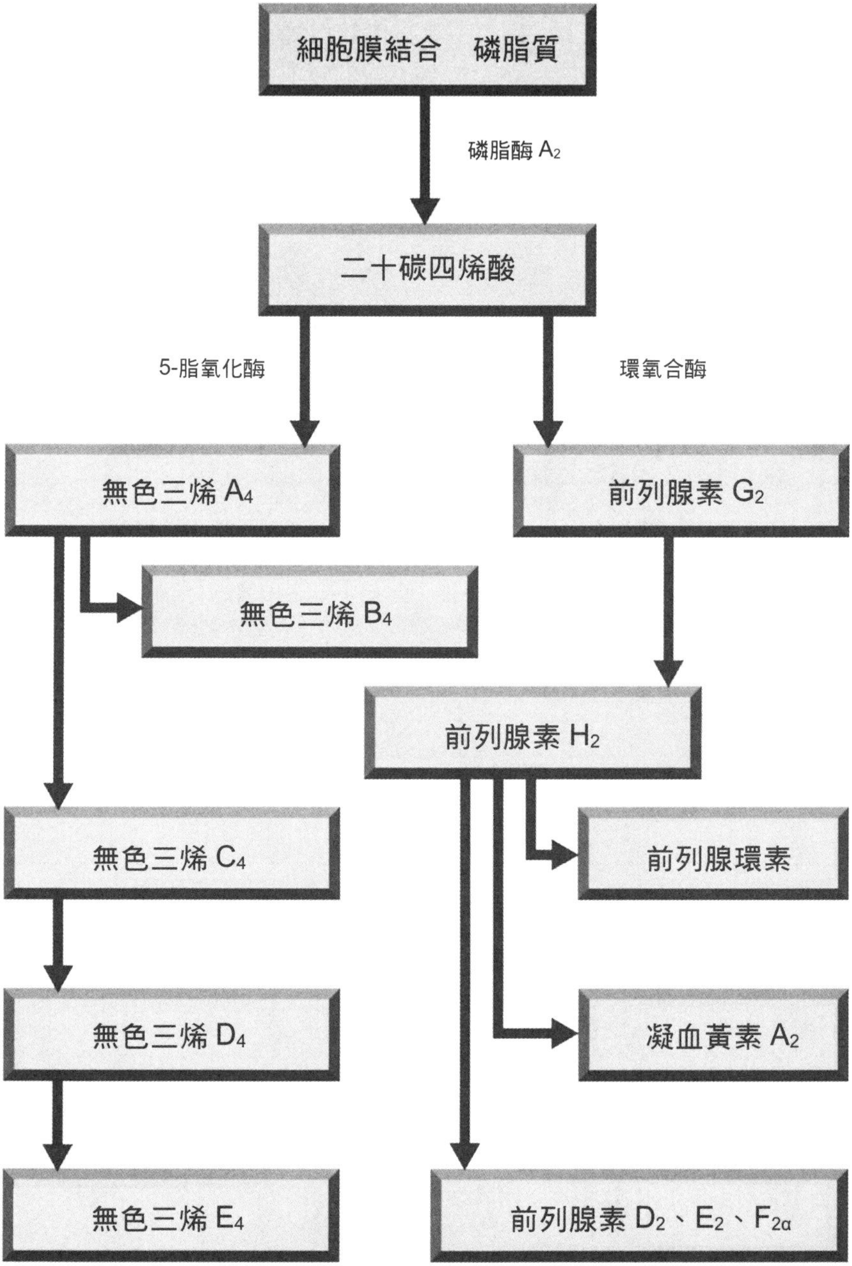
細胞膜結合 磷脂質
磷脂酶 A_2
二十碳四烯酸
5-脂氧化酶
環氧合酶
無色三烯 A_4
前列腺素 G_2
無色三烯 B_4
前列腺素 H_2
無色三烯 C_4
前列腺環素
無色三烯 D_4
凝血黃素 A_2
無色三烯 E_4
前列腺素 D_2、E_2、$F_{2\alpha}$

幫助免疫系統調節的物質

細胞分裂素

人體的構造相當精巧，其中的免疫系統可以保護自身免於外部環境的傷害。

像蛋白質分子之一的細胞分裂素，就具有增加或分化細胞、進行細胞間的調節，並對感染病毒的細胞予以損害的重要作用。

細胞分裂素是與免疫細胞的分化、應答反應有關的蛋白質。當受到來自外部的刺激時，T細胞或巨噬細胞、B細胞等就會合成細胞分裂素。

此外，也會對於細胞分裂素擁有接收體的細胞產生作用。

細胞分裂素的種類很多，各自具有特殊的作用，以進行細胞的增殖、分化及調節機能（圖1）。而且只要微量就能夠產生作用。此外，同一種細胞分裂素具有複數不同的作用，或是不同的細胞分裂素可能具有相同的作用。

但是，體內產生的細胞分裂素量非常少，現在藉由基因工學，已經將其製品化（圖2）。

最具代表性的就是干擾素。干擾素是因為病毒感染而產生的物質，與其他的細胞表面結合時，就

圖1　細胞分裂素的特性

a）分子量 6～60 × 10^3 的蛋白
b）與免疫應答或發炎症狀有關，能夠加以促進或抑制
c）是局部的產物，對於產生細胞本身或其周邊細胞發揮作用
d）只要超微量（微微克分子單位）就能夠產生作用
e）透過細胞表面的特殊接收體（一個細胞中存在著 10～10,000）發揮作用
f）一個細胞分裂素可能具有不同的作用，或是不同的細胞分裂素具有相同的作用
g）細胞分裂素之間相互形成網路，調節其作用

（根據中野昌康「Medicina」改編）

會產生抑制作用。

目前用來改善B型及C型肝炎病毒血症，或是治療腎臟癌、多發性骨髓瘤等。

細胞分裂素中，性質較好的就是白血球殺菌素，今後發現的細胞分裂素可能也會以這種名稱來命名。

■ 圖2　主要的細胞分裂素

細胞分裂素	產生細胞	主要作用			
		B 細胞	T 細胞	巨噬細胞	多幹細胞
白血球殺菌素 2（IL-2）	Th1 細胞有時也會產生 CTL	促進成長與 J 鏈結合	成長	——	促進 NK 細胞成長
白血球殺菌素 3（IL-3）	Th1、Th2 細胞有時也產生 CTL	——	——	——	促進細胞增殖以及分化爲各種白血球
白血球殺菌素 4（IL-4）	Th2 細胞	促進 IgG 的產生 IgE 的等級轉換 誘導 MHC 第II級	成長	抑制活化	肥大細胞的成長
白血球殺菌素 5（IL-5）	Th2 細胞	分化 IgA 的合成	——	——	促進嗜酸性白血球的活化分化
白血球殺菌素 6（IL-6）	Th2 細胞	分化	活化	——	誘導促進造血因子
白血球殺菌素 10（IL-10）	Th2 細胞	MHC 級的發現亢進	抑制 Th1 細胞	釋出抑制細胞分裂素	活化肥大血球的成長
干擾素γ（IFN-γ）	Th1 細胞 CTL	分化 IgG 的合成	排除	MHC I 級與II級的活化	NK 細胞的活化
凝血黃素 (LT.TNF-B)	Th1 細胞有時也會產生 CTL	抑制	排除	誘導活化	噬中性白血球的活化
TGF-β (Transforming growth factor-B)	T 細胞 巨噬細胞	抑制成長 IgA 的等級轉換	——	抑制活化	噬中性白血球的活化
GM-CSF（顆粒細胞、巨噬細胞、菌落刺激因子）	Th1、Th2 細胞有時也會產生 CTL	分化	抑制成長	活化	——
TNF-α	Th1 細胞有時也會生成 Th2 細胞或 CTL	——	——	誘導活化	——

※ CTL=細胞毒性 T 細胞，NK 細胞=自然殺手細胞

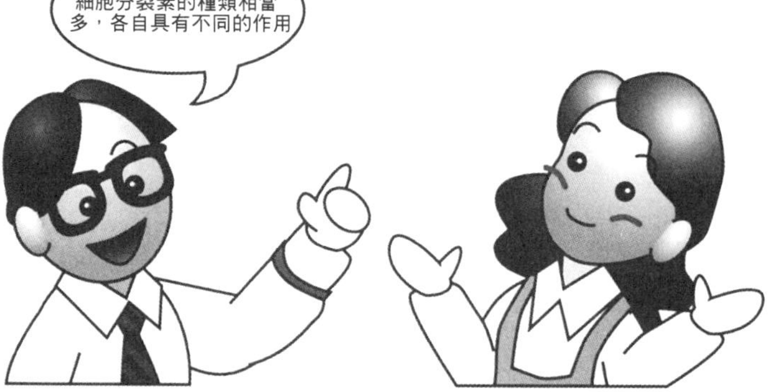
細胞分裂素的種類相當多，各自具有不同的作用

控制免疫系統的分子

主要組織相容性抗原複合體

他人的臟器有自己臟器所沒有的抗原，如果抗體或淋巴球產生作用，會出現排斥反應（圖1），則無法接受移植的臟器。

這種在移植時會發生問題的抗原，稱爲組織相容抗原，其中對於移植排斥反應具有重要作用的，就稱爲主要組織相容性抗原複合體（Major Histocompatibility Complex，MHC）。以人類來說，就是HLA抗原。HLA是 Human Leucocyte Antigen的簡稱，是一種蛋白質。

HLA的形態越相似，就越不容易出現排斥反應，移植的成功率也較高。亦即MHC或HLA是控制免疫系統的分子。此外，MHC不只會產生排斥反應，同時也有產生抗體以及不和自己的成分反應（免疫耐受性）的重要作用。如果紅血球的形態稱爲血型，那麼HLA就應該稱爲白血球型吧。

■ 圖1　MHC基因不同者與相同者之間的皮膚移植

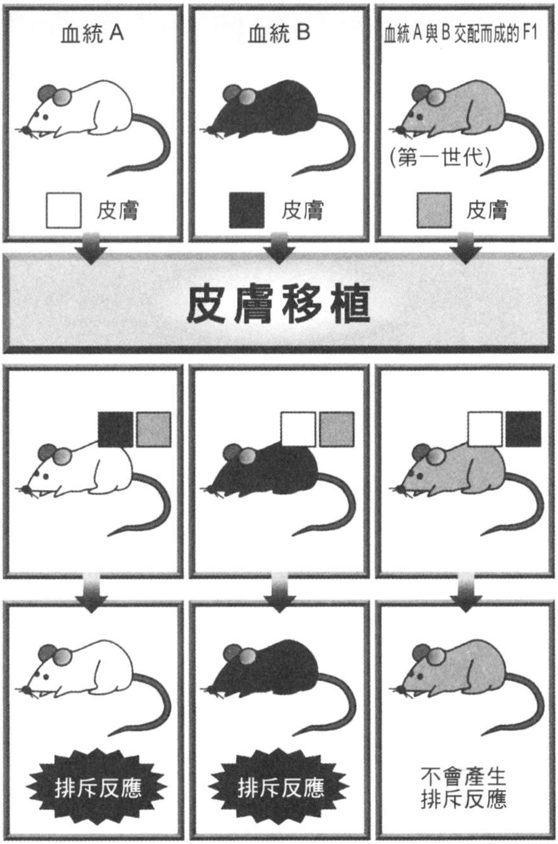

HLA是由人類的第6對染色體製造的，大致可以分為HLA—A、B、C、D各種不同的領域（圖2）。A、B、C稱為CLASSI型，D稱為Ⅱ型，以構造來看，就好像鱷魚張大嘴的形狀（圖3）。

　根據最近研究的結果發現，MHC形態的不同與過敏有關。在MHC中，人的HLA分類嚴格，D又可以分為DP、DR、DQ等各種形態，以及其他的種類。

　各種主要組織適合抗原存在於體內，各有優缺點，會因為某種原因而出現過敏反應。因此如果了解這個主要組織適合抗原的作用，也許將來就可以預測什麼樣的人容易罹患什麼樣的疾病了。

■ 圖2　主要組織相容性抗原 HLA 系統（體內分布）

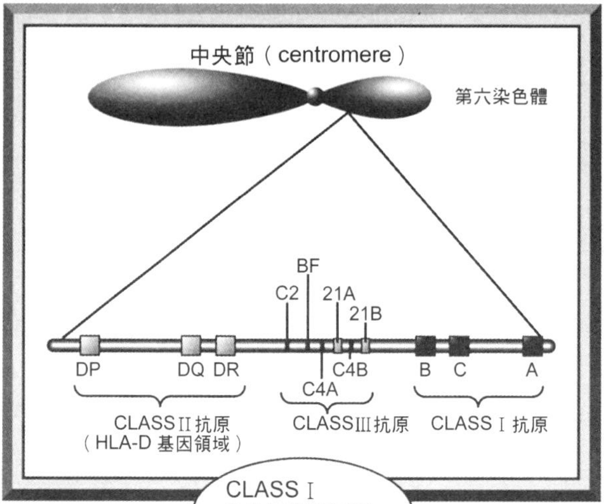

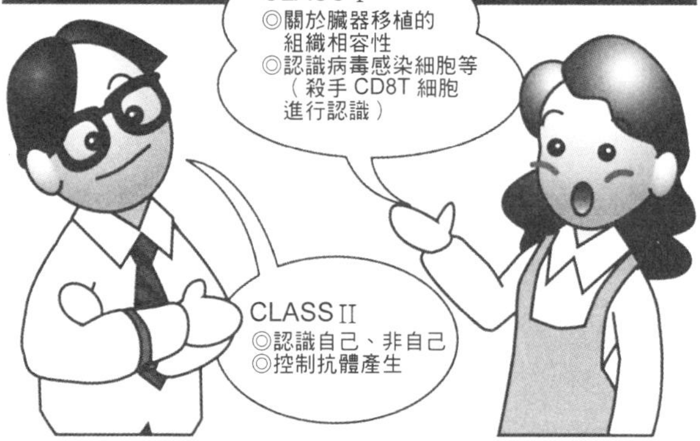
CLASSⅠ
◎關於臟器移植的組織相容性
◎認識病毒感染細胞等（殺手 CD8T 細胞進行認識）
CLASSⅡ
◎認識自己、非自己
◎控制抗體產生

■ 圖3　HLA 抗原的立體構造

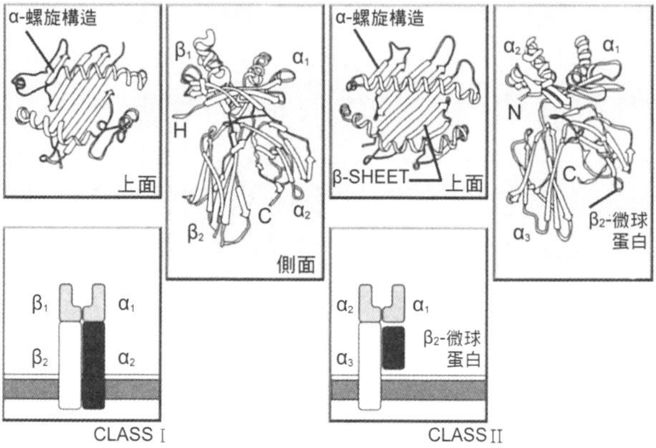

使免疫力能夠順暢運作的必要物質

接著分子、補體的作用

細胞與細胞結合產生作用，需要細胞分裂素以及接著分子。

接著分子是在細胞間作用的分子，因細胞接觸的方式不同，有各種不同的形態（圖1），其功能也不同。

例如抗原標示細胞與T細胞之間要產生相互作用時，接著分子就能夠發揮重要作用。此外，在移植臟器時，通常所有的生物幾乎都會產生排斥反應。在移植時如果能夠投與抗接著分子抗體，就不會出現排斥反應。亦即利用一個接著分子隔離之後，免疫系統無法發揮作用，就能夠防止移植的排斥反應。

接著分子調節信號能夠自由變更免疫反應，對於這方面的疾病治療法的開發與研究，目前正在進行中。

接下來說明一下補體。

如果把免疫系統比喻爲汽車，由於抗體或T細胞的接收體能夠認識對方，因此相當於鑰匙。這時補體就是引擎了。在發動汽車時，引擎是不可或缺的機件。同樣的，補體對於免疫系統而言，也是不可或缺的物質。

抗體認識對象，認識的對象最後加以排除的則是補體（圖2）。由這個意義來看，補體是非常重要的物質，可以說是免疫系統中的清道夫的存在。

補體的功能如下：

①產生發炎症狀的傳遞質，使各種細胞活化。

②附著於細菌等，具有提升巨噬細胞貪食效果的調理素作用。

③藉著一連串的連鎖反應，在膜攻擊複合體（Membrane Attack Complex，MAC）處產生細胞溶解作用。

補體藉著這三種生物活性保護生物體。

也就是說，補體能夠使病原體或腫瘤細胞等活化，最後排除這些細胞。

■ 圖1　主要接著分子的特徵

結合家族

幫助細胞與其他細胞表面物質結合的物質。
露出在細胞外的部分與對方結合，而細胞內的部分則與細胞骨骼相連。

免疫球蛋白超級家族

對於具有與免疫球蛋白類似構造的細胞間的接著有所貢獻。

植物凝血素家族

在分子內擁有與植物凝血素和細胞成長因子類似的部分，
以及擁有補體結合領域。

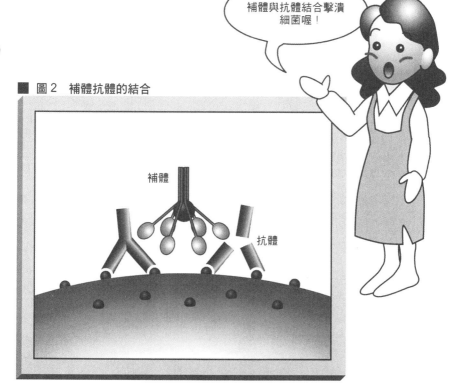

■ 圖2　補體抗體的結合

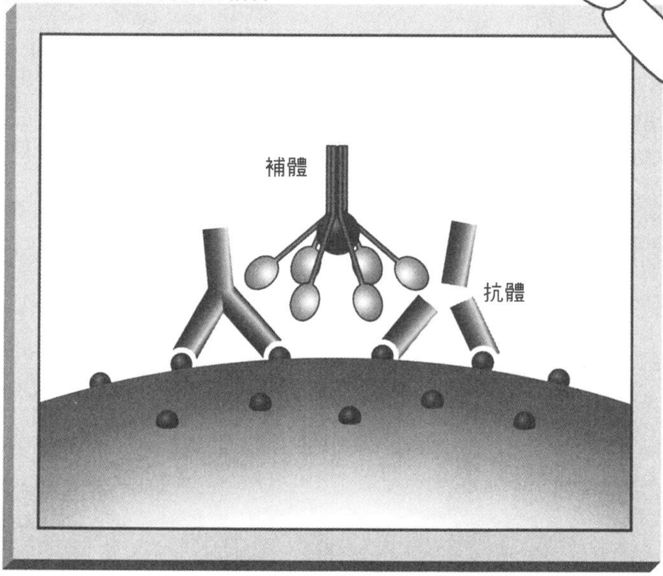

錯將自己視爲非自己而進行攻擊

自體免疫疾病

免疫系統會區別自己與非自己，對於保持身體的恆常性而言，是不可或缺的存在。但是因爲各種理由，將自己的組織視爲非自己而給予障礙，就稱爲自體免疫疾病。

自體免疫疾病的發生機制，基本上與過敏的發生機制是相同的

■ 圖1　免疫系統的異常反應

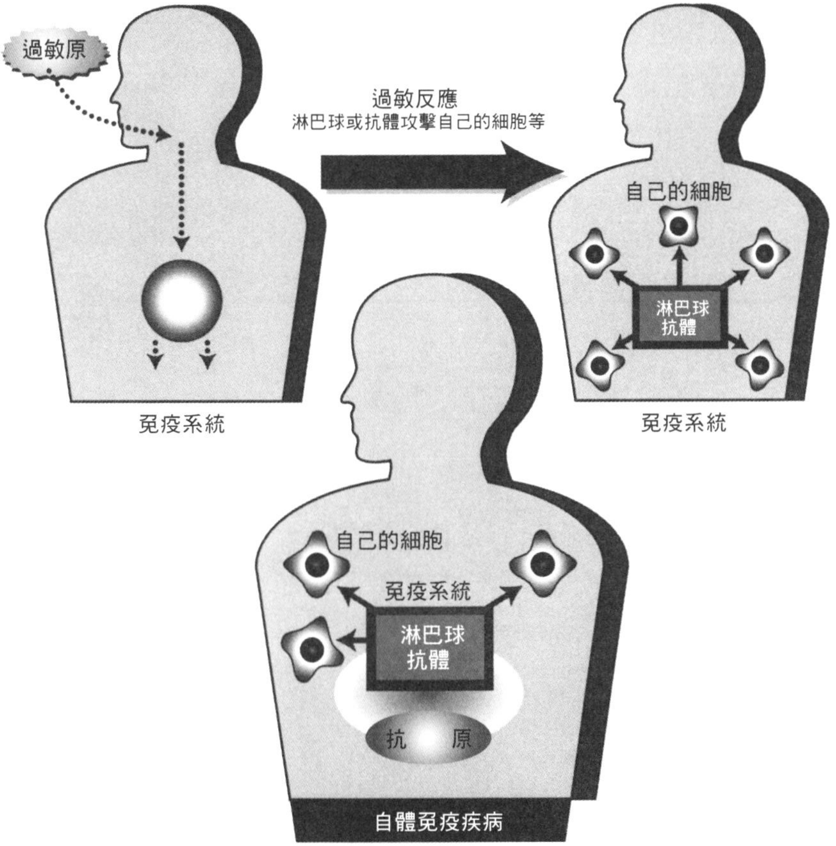

（圖1）。

兩者的差異就在於，過敏是與來自外部的抗原（過敏原）產生反應，而自體免疫疾病則是對自己的組織細胞產生反應，結果產生各種免疫障礙反應。

代表性的免疫疾病及其抗原如圖2所示，藉此可以了解，一般所說的自體免疫疾病，是依自體抗原的分布情況，而分配為全身性或臟器特異性的自體免疫疾病。

此外，自體免疫疾病被視為是現代難治之病，要治癒這個疾病非常困難，而近來患者數也增加了。

在美國，一〇〇人中即有一人罹患風濕性關節炎（圖3）。

■ 圖2 自體免疫疾病與自己抗原

疾病	抗原	疾病	抗原
A. 內分泌疾病 橋本病 突眼性甲狀腺腫大病 愛迪生病 I 型糖尿病	甲狀腺球蛋白 細胞質微粒體 細胞表面 細胞表面的接收體 腎上腺皮質的微粒腺、腎上腺、卵巢、睪丸及胎盤的產生類固醇細胞 胰島細胞的細胞質、胰島細胞表面	E.心臟及腎臟疾病 心臟手術後症候群 狼瘡性腎炎 F.膠原病 全身性紅斑狼瘡 慢性風濕性關節炎 皮膚肌炎 （多發性肌炎）	心肌 腎小球體上皮及其核的成分 各種核成分 （尤其是2條鎖鏈 DNA） 膠原蛋白 各種核成分、膠原蛋白
B.消化器官疾病 萎縮性胃炎 潰瘍性大腸炎 慢性活動性肝炎	胃壁細胞抗體 結腸黏膜細胞（結腸脂多糖體）、大腸菌平滑肌、核	G.肌肉神經疾病 重症肌無力症	骨骼及心肌乙酰膽鹼接收體
C.眼部疾病 水晶性葡萄膜炎 感應性眼炎	晶狀體 葡萄膜	H.血球 自體免疫性 溶血性貧血 白血球 （顆粒細胞） 減少症	紅血球 白血球（顆粒細胞）
D.神經疾病 疫苗接種後腦炎以及感染症後腦炎 急性感染性多發性神經炎	髓鞘質或腦及脊髓的基礎蛋白 末梢神經組織		

■ 圖3 自體免疫疾病的男女比發生率

病名	女：男比	發生率
慢性風濕性關節炎	3：1	1000
全身性紅斑狼瘡（SLE）	4：1	100
多發性硬化症	1：1	100
謝格連症候群(Sjogren's disease)	9：1	0.5-1
皮膚肌炎	2：1	0.5-1
脊椎炎	1：9	0.5-1

※相當於美國的10萬人口

抑制食物過敏症發作

腸道免疫系統

腸道是與體內最容易有微生物、細菌、病原體侵入的口相連的器官，因此，要保護我們的身體免於病原體的傷害，需要非常精密的免疫系統。

如果免疫系統無法發揮作用，人體處於無防備狀態，就會成為病原體的巢穴，最後生命安全也會遭到威脅。而腸道免疫系統能夠防患這種嚴重的事態於未然。

食物到達腸道時，抗原會刺激腸道免疫系統。成為抗原的食物會刺激腸道派伊爾板(Peyer's patch)內的免疫系統，或是腸道上皮內淋巴球。

免疫系統受到在派伊爾板內的抗原的刺激，就會產生免疫球蛋白A（IgA），製造出B細胞。B細胞經由血管、淋巴管，到達腸道的黏膜和乳腺、淚腺等，在這些地方製造IgA（圖1）。

■ 圖1　腸道免疫系統及其細胞的循環

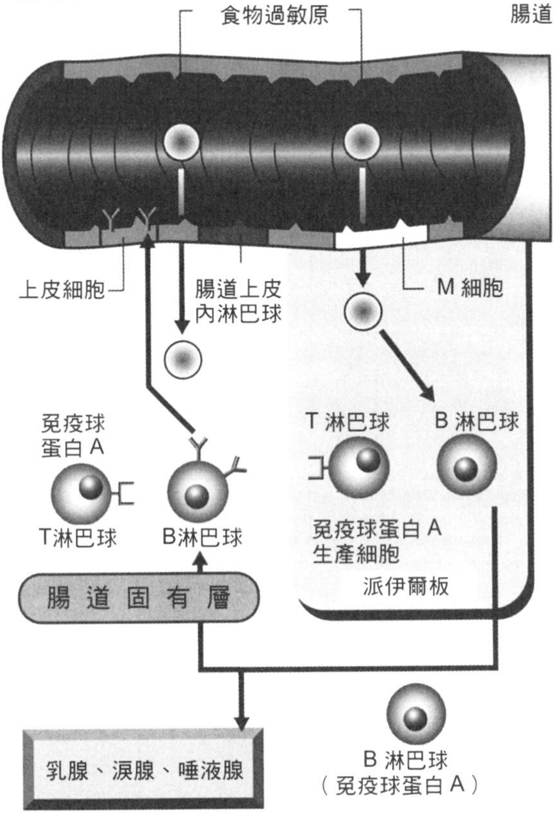

在此所產生的免疫球蛋白A，具有防止食品抗原等外來抗原直接由腸壁侵入體內的作用（圖2）。因此，沒有IgA的人，就會出現食物過敏的症狀。

由此可以推測，IgA具有防止食物過敏原侵入體內的作用。例如，蛋過敏的患者與正常人相比，血清中的IgA量較低。

目前尚無法了解關於派伊爾板的腸道上皮內存在細胞的作用，不過，推測它可以阻礙成爲過敏原的抗體的產生，進而抑制食物過敏發症。

此外，母乳中含有大量的IgA。出生後不久的嬰兒，由於和免疫力有關的器官尚未發育完全，所以不算是很健康，可能會受到病原體的攻擊。爲了防止這一點，可以從母乳中得到IgA，這眞是非常巧妙的構造。

■ 圖2　在腸道內的免疫球蛋白A的作用

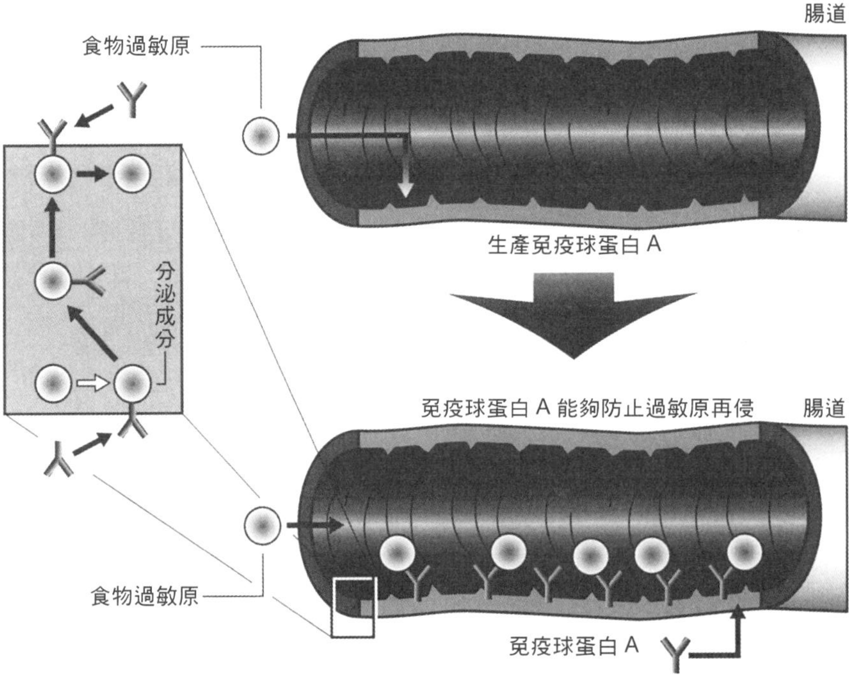

分辨好壞

腸道免疫系統的作用

免疫系統主要在骨髓與胸腺發揮作用，但根據最近的研究發現，在腸道內也具有非常重要的作用。

腸道與骨髓和胸腺相比，是很難處理的部位。因爲腸道的大小比其他的器官大，同時還有神經細胞或內分泌系統的細胞等交織在裡

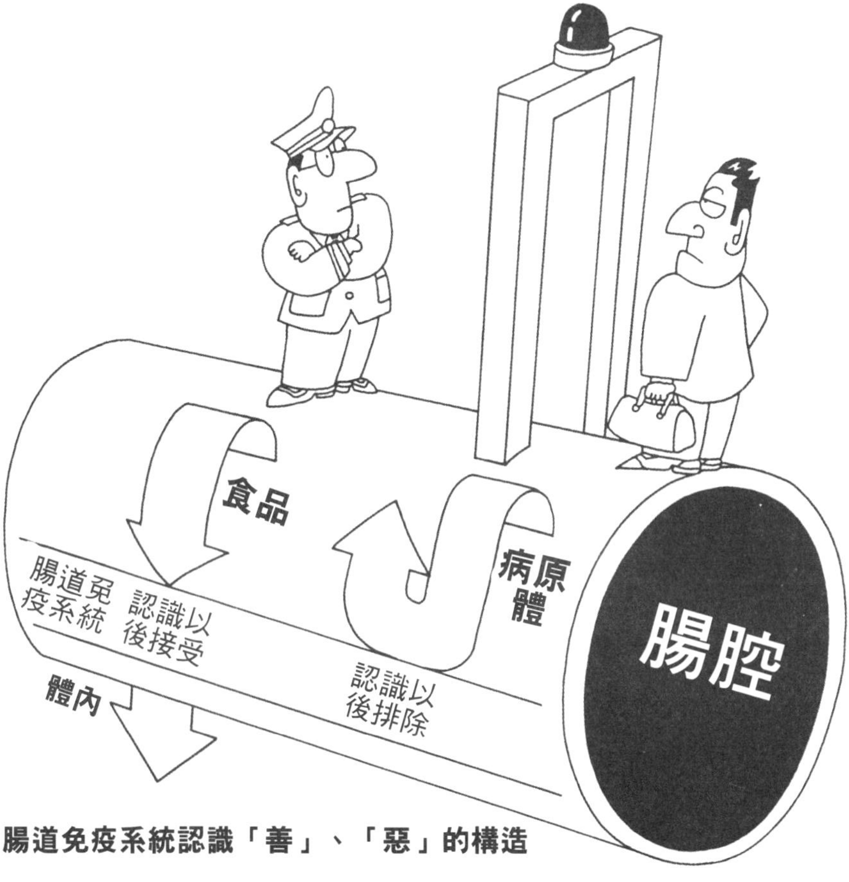

食品
病原體
腸道免疫系統
認識以後接受
認識以後排除
體內
腸腔

腸道免疫系統認識「善」、「惡」的構造

面，造成研究上的困難。

　但是病原體最容易侵入的地方就是腸道，因此一定要由腸道免疫發揮作用與其對抗。

　由此，自然而然就產生了過敏與腸道免疫系統是否有關的問題。

　腸道免疫系統的重點就在於善惡的關係。例如病原體與食物，病原體可以藉由腸道免疫來排除，但是對於維持我們的生存不可或缺的食物，則必須要接受，而這個任務就由腸道免疫系統來負責區分。

　總之，腸道免疫系統要辨別好壞，吸收好的，排除壞的。以食物來說，要抑制由經口免疫力耐受性誘導而引起過敏的抗體產生，結果食物被消化掉，不會對身體產生害處。

　另一方面，如果是病原體，就會出現有趣的現象。病原體的表面由多糖類等結合，這些成分在體內會被視爲是異物。亦即病原體的存在是爲了要刺激體內的免疫系統，我們的身體爲了辨別病原體，因此具有這種非常合理的機制。

■ 腸道免疫

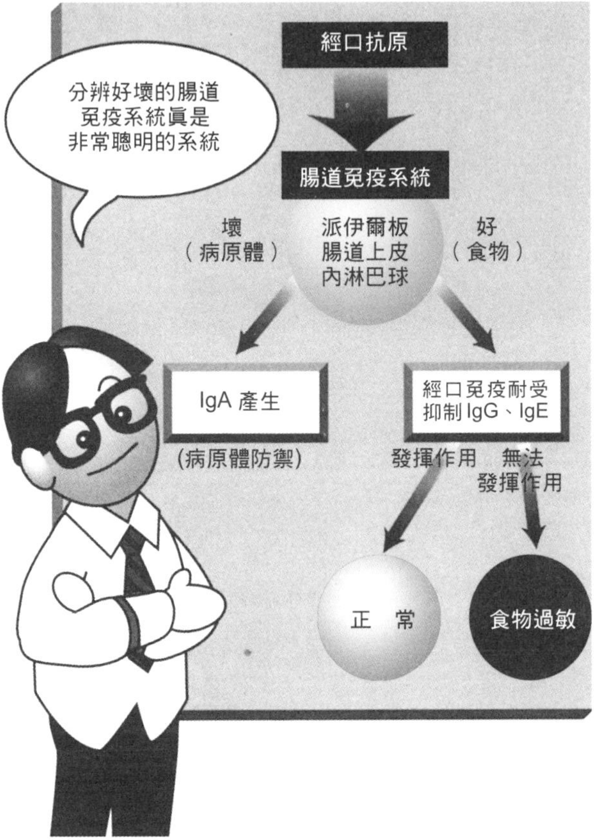

抑制過敏免疫反應的消化道

腸道與過敏

過敏，尤其是食物過敏，以兒童較多見。這是因爲兒童的腸道免疫系統並未完全成熟，所以存在於免疫系統的抑制過敏的機制無法順暢發揮作用所致。

過敏最嚴重的就是過敏性休克，這一點可以藉著免疫系統加以防禦，但若免疫系統發生故障，則吃進肚子的食物就會產生強烈的過敏反應，嚴重時甚至會導致死亡。

會危及生命的全身過敏症狀，就稱爲過敏性休克。

但是，維持人類生命活動的熱量源幾乎都來自於食物。雖然兒童的腸道無法順暢發揮機能，卻也不能因此而不吃東西。因此，這個機制在我們的體內事先就已經預備好了。

因爲體內有這種機制，所以食物吃進嘴巴也不會引起過敏。其中抑制過敏免疫反應的主要機制，就

■ 食物過敏與腸道免疫的關係

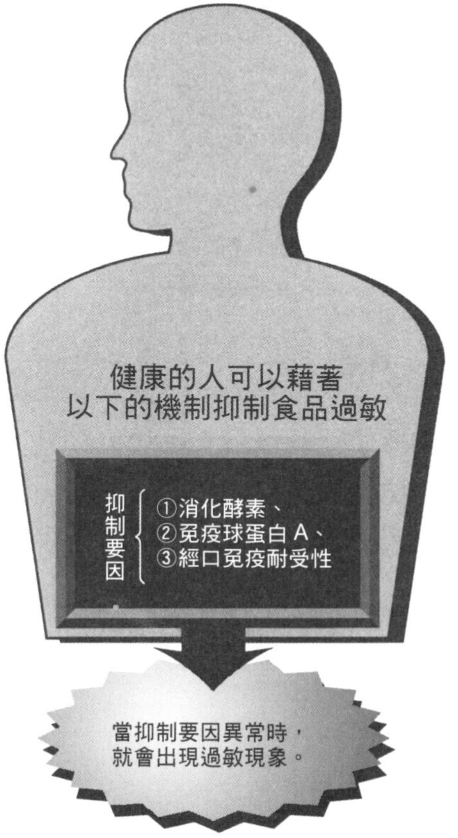
健康的人可以藉著
以下的機制抑制食品過敏
抑制要因
①消化酵素、
②免疫球蛋白 A、
③經口免疫耐受性
當抑制要因異常時，
就會出現過敏現象。

引起過敏型反應的物質

藥　　物	一　般　名　稱
過敏原萃取劑	各種過敏原
檢查用製劑	顯影劑、BSP
酵素製劑	胰蛋白酶、胰凝乳蛋白酶、L-天門冬酰胺酶、細胞色素 C
痲醉藥	塞羅卡因、普魯卡因酰胺
生物學的製劑	全血、血漿、球蛋白製劑、抗血清、疫苗
多糖體	葡聚糖
荷爾蒙	ACTH、胰島素、甲狀腺荷爾蒙、雌甾二醇
非類固醇抗炎劑	水楊酸製劑、吲哚美洒辛、吡唑酮製劑等
抗生素	盤尼西林、頭孢菌素、四環素、鏈黴素、卡那黴素等

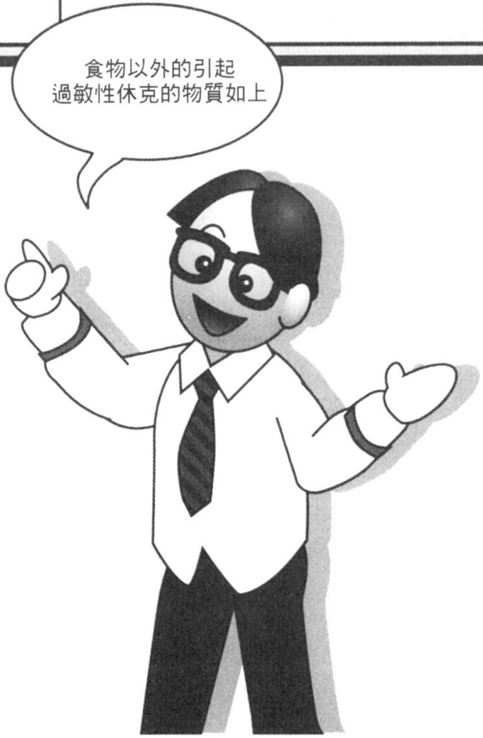
食物以外的引起
過敏性休克的物質如上

在於消化道。即①消化酵素、②免疫球蛋白IgA抗體、③經口免疫耐受性這三種機制（防護牆）（右圖）。如果這些防護網無法充分發揮作用，就會引發過敏症。

不會引起食物過敏的機制

經口免疫耐受性

食物中存在著龐大量異種蛋白質的抗原物質，但是經口攝取的食物通常不會產生免疫反應。這個現象稱爲經口免疫耐受性（圖1）。

例如漆匠的孩子，小時候就算吃油漆也不會出現漆疹，可能是根據這個經驗而得知經口免疫耐受性

■ 圖1　經口免疫耐受性的例子（酪蛋白酶）

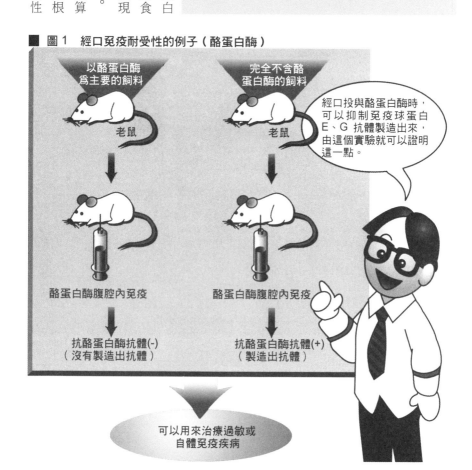

的原理。

這個免疫耐受性和食物過敏有關。

當某種特定過敏原經口侵入時，通常免疫球蛋白會發揮避免製造抗體的作用來防止過敏。這個平衡相當的微妙，可能會因爲一些偏差而引起過敏。

在古羅馬帝國時代，詩人盧雷休斯曾說：「因人而異，有時食物會成爲毒。」

近來研發出利用經口免疫耐受性的各種治療法。例如對於花粉症或塵蟎過敏的治療，可以將稀釋過的抗原給予患者。而根據報告顯示，對於自體免疫疾病、慢性風濕性關節炎，則經口投與自己的抗原膠原蛋白（Ⅱ型），治療相當成功（圖2）。

■ 圖2　經口免疫耐受性所產生的自體免疫疾病的治療效果

（模型）疾病名	經口投與抗原	抑制T細胞應答	抑制抗體產生	改善症狀
動物實驗				
實驗的自體免疫性腦脊髓炎	髓鞘質鹼式鹽性蛋白質	有	有	有
膠原蛋白誘導性關節炎	II型膠原蛋白	有	有	有
實驗性自體免疫性糖尿病	胰島素			有
實驗性自體免疫性眼葡萄膜炎	S抗原	有		有
實驗性自體免疫性重症肌無力症	乙酰膽鹼接收體	有		有
臨床實驗				
多發性硬化症	髓鞘質	有		無
慢性風濕性關節炎	II型膠原蛋白		無	有
葡萄網膜炎	S抗原			

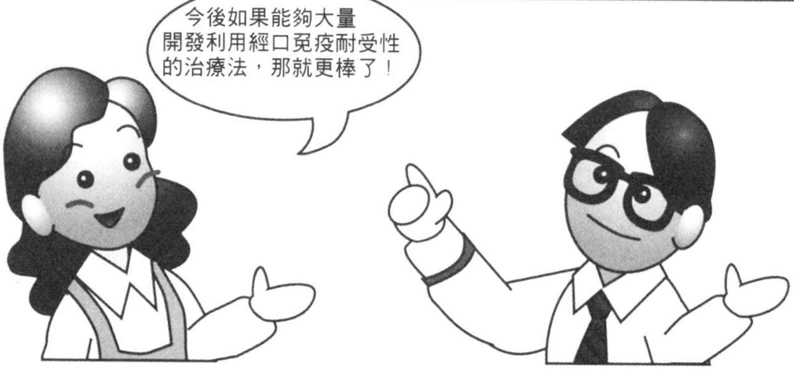
今後如果能夠大量
開發利用經口免疫耐受性
的治療法，那就更棒了！

消化酵素可以防止過敏

消化酵素的作用

我們的生命是藉由食物來維持的。食物的成分蛋白質、脂肪、碳水化合物、維他命、礦物質等，各自成爲製造身體的物質或熱量源來使用。

例如，蛋白質通常是經由口、胃到達腸，在這個過程中，在胃中

■ 表1　主要的分解酵素與基質及分解成分

作用部位	分泌或局部存在的部位	分解酵素	基質	分解生成物
口腔、胃	（中性）pH值6.3～6.8	α-澱粉酶	α-1、4配糖體結合的多糖類	糊精、麥芽糖
胃	胃液（強酸性）pH值1.0～2.0	胃蛋白酶	蛋白質	腖、白蛋白
腸	胰液（鹼性）pH值8.5	α-澱粉酶	α-1、4配糖體結合的多糖類	麥芽糖
		胰脂肪酶	脂肪	甘油二脂、單酸甘油脂、脂肪酸
		胰蛋白酶	蛋白質、蛋白腖、白蛋白	多肽、二肽
		胰凝乳蛋白酶	蛋白質、蛋白腖、白蛋白	多肽、二肽
		羧酶	擁有游離羧基的肽	寡肽、胺基酸
		氨酶	擁有游離氨基酸的肽	寡肽、胺基酸
		核糖核酸酶	核糖核酸	核苷酸
		去氧核糖核酸酶	去氧核糖核酸	核苷酸
		膽固醇脂酶	膽固醇與脂肪酸的脂	膽固醇、脂肪酸
	膽汁（中性）pH值6.6～7.7	不含分解酵素，能夠幫助脂質的乳化以及脂肪酶的作用		
	小腸黏膜上皮細胞微絨毛	麥芽糖酶	麥芽糖	葡萄糖2分子
		異麥芽糖酶	異麥芽糖	葡萄糖2分子
		蔗糖酶	蔗糖	葡萄糖、果糖
		乳糖酶	乳糖	葡萄糖、半乳糖
		氨肽酶	擁有游離氨基酸的肽	寡肽、氨基酸
		二肽酶	二肽	氨基酸
		鹼性磷酸酯酶	磷酸化合物	鹼式鹽化合物、磷酸化合物

（註）接受酵素作用反應的物質稱爲基質
（細谷　憲政）

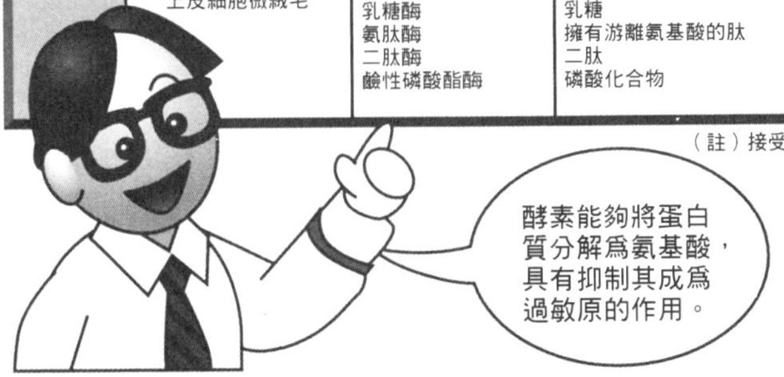
酵素能夠將蛋白質分解爲氨基酸，具有抑制其成爲過敏原的作用。

由胃蛋白酶產生作用，在腸中則由胰臟分泌的胰蛋白酶、胰凝乳蛋白酶，將蛋白質分解爲肽或氨基酸，而製造出我們運動所需的熱量（表1）。

食物原本是異物，若將蛋白質直接注入血管內，就會引起過敏性休克而死亡，但是以食物的方式經口攝取，就不會出現這種休克現象。這是因爲消化酵素發揮作用，將蛋白質分解爲氨基酸，使過敏原的作用消失的緣故。

也就是說，腸道分泌的消化酵素藉著分解過敏原，而抑制了引起過敏的活化作用（圖1）。藉著這個作用，成爲過敏原的食物中的蛋白質成爲營養源而被攝取到體內。

人體的結構相當完善，即使攝取食物，也不會立刻引起過敏現象。

■ 圖1　腸內消化道內的消化過程

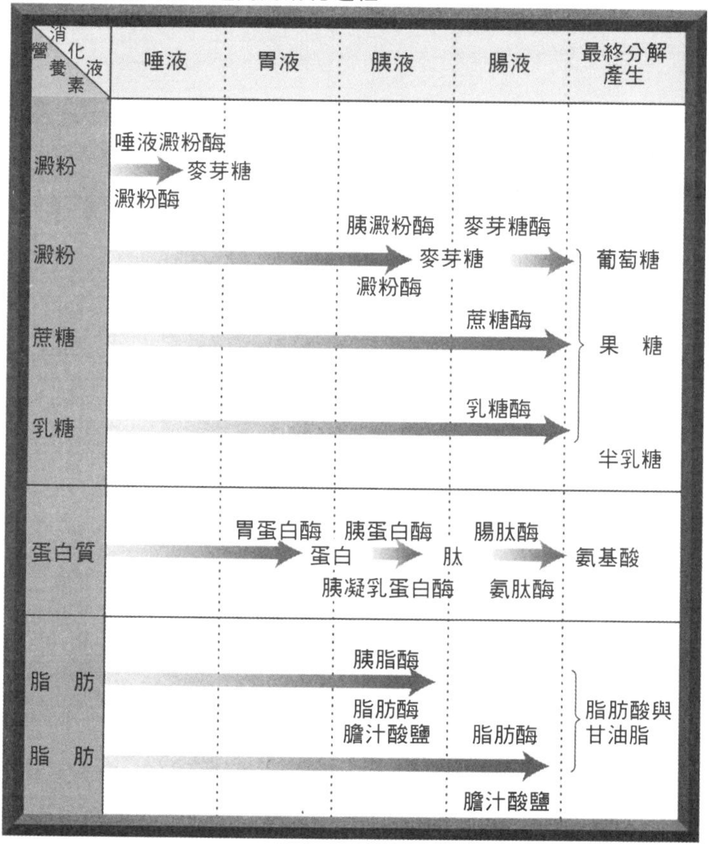

但是這個機制並不是萬全的。事實上，有很多人正因爲過敏而痛苦。有些人消化酵素的作用免疫球蛋白A的防禦功能不完善，因此會出現過敏發症。

體內好的腸內細菌

腸內細菌與過敏

在我們體內，尤其是腸道，有討厭空氣（厭氣性）獨特的腸內細菌存在（表1）。

腸內細菌對於食物的吸收或藥物、細菌具有抵抗性。亦即在我們的體內具有與人體共生、防禦生物體的作用（圖1）。

此外，細菌是指雙歧乳桿菌或乳酸菌等。雙歧乳桿菌會隨著老化而減少（圖2）。隨著年齡的增長，腸功能會逐漸減弱，這與腸內的細菌有關。由這個意義來看，腸內細菌與我們的健康關係密切。

在腸內有好的細菌與壞的細菌。尤其像寡糖等物質，能夠使好的雙歧乳桿菌增殖，對健康很好。年輕時也許還沒有察覺，但是年紀

■ 表1　腸內主要細菌群

菌　群	革蘭染色體	形　態	嗜氧性發育	芽胞	主要發酵產物
乳酸桿菌					
乳酸桿菌	+		+	−	
雙歧乳桿菌	+		−	−	
腸球菌	+		+	−	
厭氣性菌群					
擬桿菌科	−		−	−	各種
厭氣性彎曲菌群	−		−	−	琥珀酸、酪酸
眞桿菌	+		−	−	各種
厭氣性鏈球菌	+		−	−	各種
韋永球菌	−		−	−	醋酸＋丙酸
巨形球菌	−		−	−	己酸＋酪酸
Gemiga	−		−	−	
梭狀芽孢桿菌	+/−		−	+	各種
密螺旋體	−		−	−	
嗜氧性菌群					
腸內細菌科	−		+	−	
葡萄球菌	+		+	−	
芽孢桿菌	+		+	+	
棒狀桿菌	+		+	−	
假竿胞菌	−		+	−	
酵母	+		+	−	

大了之後，便可清楚感覺到這些腸內細菌的照顧。腸的作用對排便、排氣的方式會產生變化。

在市面上充斥的飲料中，經常可以看到這些東西。例如牛乳或優格中混入雙歧乳桿菌，以及含有寡糖的健康飲料等。

但是，腸內細菌的功能中最不容易了解的，就是對於生物體的免疫系統會造成何種影響。最近的研究是用完全沒有細菌的老鼠（無菌鼠）做實驗，發現腸內細菌對於腸道免疫系統具有非常重要的作用。根據實驗的內容顯示，產生抗體所需要的IgA量爲正常老鼠的十分之一，而且T細胞數也會減少。

與過敏的關係方面，最初與正常老鼠相比，抗體產生提高，完全不會誘導出經口免疫耐受性。亦即腸內細菌對於經口免疫耐受性會產生作用。

將來如果了解腸內細菌的狀態和過敏的相關程度，也許就能夠考慮利用腸內細菌的方法。到時候或許能夠藉著腸內細菌來抑制過敏。

■ 圖1　腸內菌叢與宿主的關係

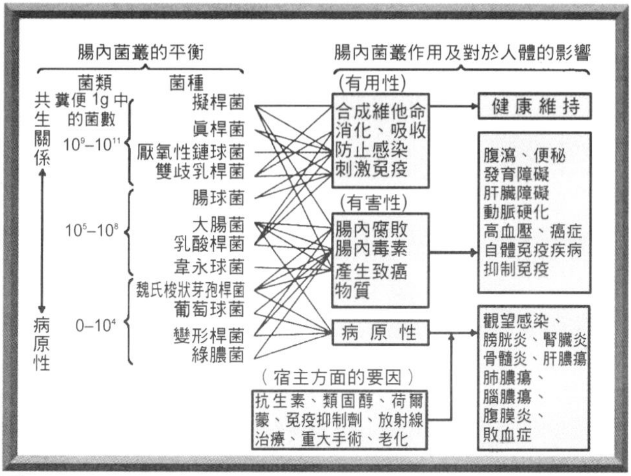

■ 圖2　腸內菌叢的老化現象

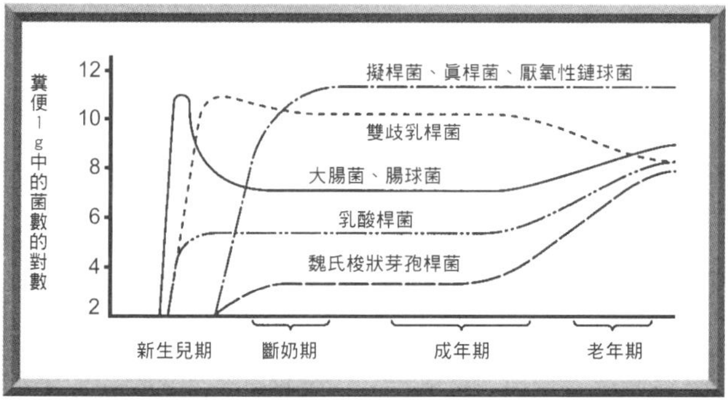

圖1、2都出自光岡知足

過敏是心理因素造成的嗎？

心理變化與免疫系統

蛋和牛乳等食物吃進口中時，有的人會出現蕁麻疹等過敏症狀，甚至有的人一聽到蛋或牛乳等字眼，身體就會產生反應，即使沒有吃這些東西，也會出現蕁麻疹。

也就是說，認爲這些物質對自己是有害的物質，這種不安會直接影響我們的精神狀態，同時對於免疫系統也會造成影響而引起過敏。

反之，與患者建立信賴關係的醫師，只要對病人說對疾病有幫助，則縱使投與沒有效果的藥物，症狀也可能會減輕，這就是所謂的安慰劑效果，在心理學上也會加以應用。亦即人的精神對於免疫系統能夠產生作用，甚至治好疾病。

若要調查藥物是否有效，則遇到這種情況時就會造成困擾，因此採取如右圖所示的方法。

近來注意到人的精神狀態與免疫系統的關係。

■ 比較試驗的做法

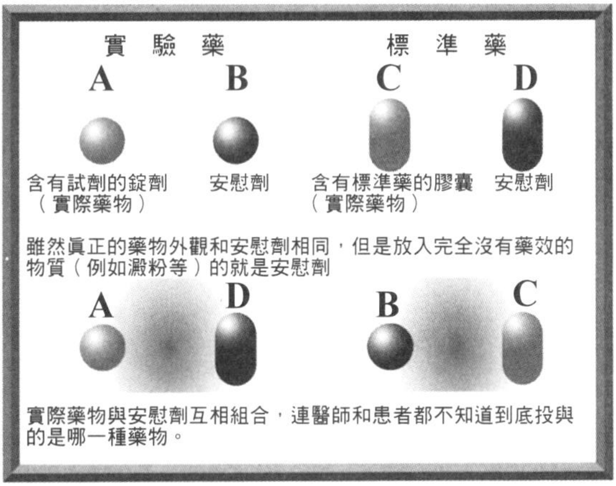

■ 雙盲試驗法

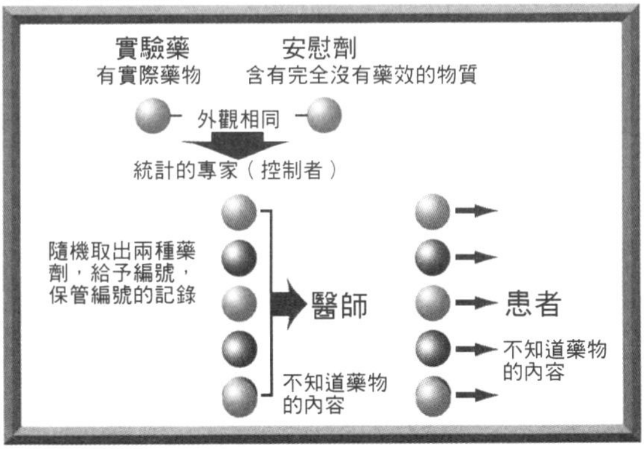

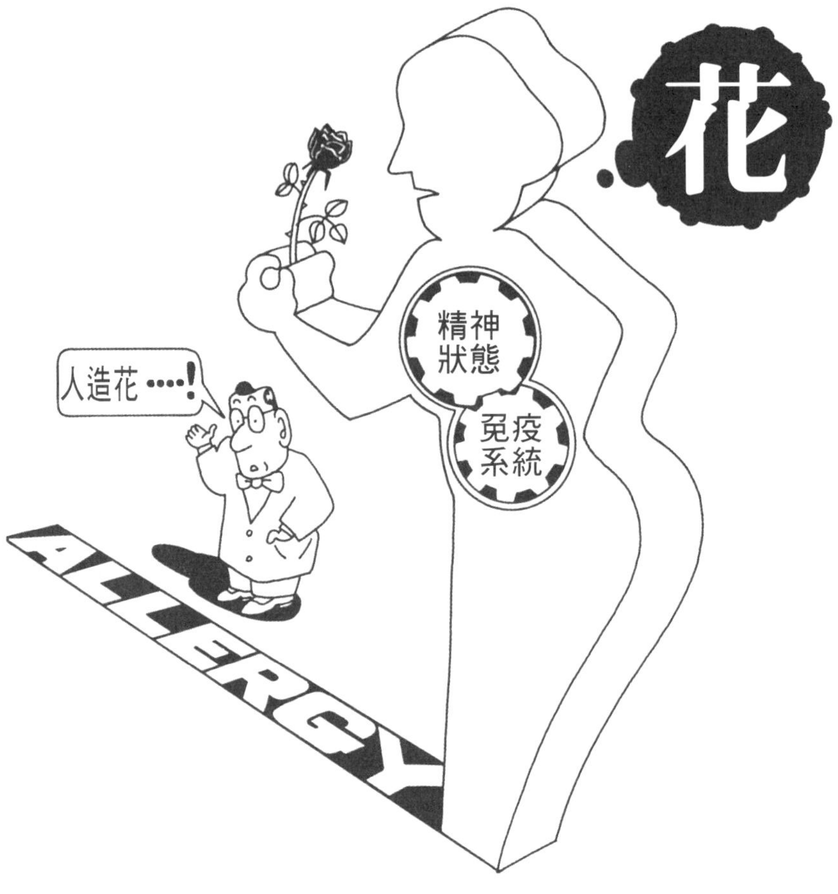

其中特別受到注意的就是壓力的問題。俗話說病由心生，壓力對我們的身體以及免疫系統會造成影響，減弱其作用。亦即壓力對於神經系統或是免疫系統而言，會造成負面的效果，而減弱對於病原體或細菌的抵抗性，結果就會罹患消化性潰瘍或癌症等大病。

當感情很好的夫妻雙方有一人死亡時，則其原本健康的配偶就會變得衰老，甚至不久之後也會跟著老伴的腳步死去。微妙的心理變化會影響神經系統與免疫系統。因此保持健全的精神狀態，對於強化免疫系統與神經系統是非常重要的一點。

人類的精神狀態與免疫系統各自具有不同的作用，負責維持我們的生命，故可將其視爲是一種裝置，彼此互相作用與影響。

營養狀態會影響免疫作用

免疫力與營養素

免疫反應與疾病有關。免疫反應太低或過剩都會造成很大的影響。抗原根據來自於體外或體內，可分爲四種情況（圖1）。免疫反應幾乎不會因爲食物而引起過剩反應，大多是造成低反應。

隨著年齡的增長免疫機能會逐漸減退，這是一種老化現象。隨著年齡的增加，與免疫力有關的胸腺也會縮小。因此，只要增強免疫機能就能夠長壽了。

要增強免疫機能，必須依靠食物。蛋白質或脂質、醣類、微量營養素等，必須均衡攝取，欠缺任何一種，都會使體調瓦解。感冒時要攝取營養的食物，理由就在於此。營養嚴重偏差或失調時，例如非洲難民等糧食情況惡劣的地區，罹患傳染病等感染病的機會會增加。

對人類而言，營養相當重要。這是因爲營養狀態與免疫系統有直接的關係。

缺乏蛋白質容易引起感染症。此外，營養狀態不良時，補體成分不足，造成對於病原體等的第一次防禦不完善。缺乏維他命或脂肪酸、鋅或鐵、鎂等金屬時，免疫系統也無法正常運作。由此可知，營養狀態的減退，會使免疫系統的機能衰退（圖2）。

但是，營養狀態過剩也會出現問題。營養過剩時，會造成自體免

圖1　免疫反應與疾病

		免疫反應	
		低反應	過剩反應
抗原	體內	癌症	自體免疫疾病
	體外	感染	過敏

疫疾病等免疫過剩的狀態。使用罹患自體免疫疾病老鼠做實驗，發現營養限制在六〇%時，壽命可以延長兩倍。即使營養狀態很好，但是反而會使免疫系統產生過剩反應，造成負面效果。

人類的免疫系統非常敏銳，與營養之間有密切關係。

■ 圖2 營養素與免疫機能

●微量營養素（一旦缺乏時，免疫機能減退）

	免疫系統細胞	主要作用	相關的生化學事項
維他命 C	吞噬細胞	防止氧化	維持活性氧種的還原維他命 E 的水準
維他命 E	吞噬細胞	防止氧化	活性氧種的還原
硒	吞噬細胞、T 細胞	防止氧化	活性氧（H_2O_2）的代謝谷胱甘肽過氧化物酶的構成成分
鋅	吞噬細胞、T 細胞、B 細胞	防止氧化的增殖與分化	超氧化歧化酶的構成成分 RNA、DNA 聚合酶、DNA 複製因子的構成成分蛋白基酶的活化
鐵	吞噬細胞、	防止氧化、殺菌活性	活性氧（H_2O_2）的還原、代謝

●蛋白熱量障礙與免疫機能（低蛋白營養）

1. 免疫器官(胸腺、胰臟、淋巴結等) ↓
2. 抗體
   - 量 —
   - 產生應答 ↓
3. 淋巴球（T 細胞、NK 細胞）
   - 數 ↓
   - 應答性 ↓
   - 產生細胞分裂素 ↓
4. 巨噬細胞 ↓
5. 補體 ↓

●醣類與免疫機能

	免疫活化機能 in vitro（試管內）	in vivo（生物體內）
來自腸內細菌乳酸菌的多糖 ＞由來多醣	+	?
來自植物（蕈類）的多糖	+	?
食品蛋白、肽	+	?

●脂質與免疫機能

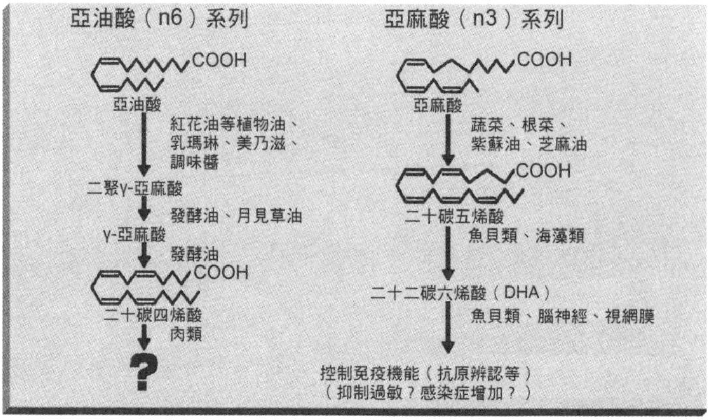

專欄

免疫細胞決定性格與疾病

免疫細胞包括淋巴球（T、B細胞）、顆粒細胞（嗜酸性白血球、嗜鹼性白血球、嗜中性白血球）、單細胞（變成巨噬細胞）所構成的。

日本新潟大學醫學部的安保徹先生，認爲血液或淋巴球和顆粒球（細胞）的比例，與個人的性格或疾病有關。

也就是說，在世間比平常人擁有更多的淋巴球的人，就稱爲「淋巴球人」，顆粒球較多的人則稱爲「顆粒球人」。

根據安保先生的說法，一般所說的「淋巴球人」大多是過敏體質的人，具有悠閒的性格，能夠抵擋壓力。

而「顆粒球人」則大多是癌症體質的人，具有活動的性質，焦躁、易怒的性格。

在本文中再三強調，免疫系統與腦神經系統具有密切的關係。免疫細胞的主角的性格差距，可能是因爲免疫異常引起疾病而造成的，或者甚至和性格都有關，這種想法應該是合理的推測。

5章 何謂食物過敏？

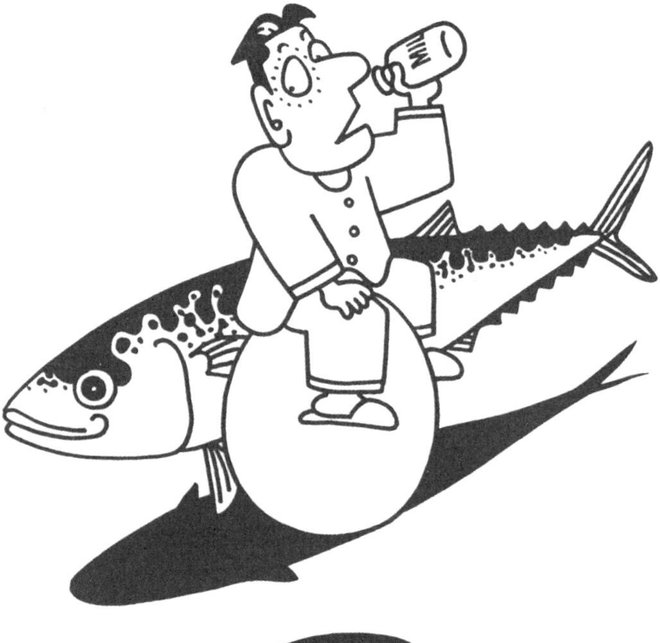

由食物造成的過敏

食物過敏

■ 圖1 食物過敏的主要症狀與疾病

臟器	主要症狀	主要疾病
全身	發燒、休克	過敏症
皮膚	搔癢、蕁麻疹、濕疹	異位性皮膚炎
眼睛	黏膜腫脹、搔癢、發紅	過敏性結膜炎
消化器官	口唇、舌 口腔黏膜腫脹、腭喉頭的浮腫與搔癢 噁心、嘔吐、腹痛、腹瀉、便血	口角炎、口內炎 缺鐵性貧血、吸收不良症候群 蛋白流失性腸病變 嗜酸性白血球性腸炎、過敏性大腸炎、胃腸炎
呼吸器官	咳嗽、呼吸困難、流鼻涕、鼻塞、打噴嚏	支氣管氣喘、過敏性鼻炎
耳朵	耳流膿	滲出性中耳炎
泌尿器官	頻尿、血尿、蛋白尿	夜尿症、無症候血尿、姿態性蛋白尿、腎病症候群
神經系統	頭痛、頭暈 行動異常、性格變化	偏頭痛 過敏性緊張遲緩症候群、癲癇

（向山 德子）

因為食物而引起的過敏症狀，稱為食物過敏。這個現象以前就有，像盧雷休斯就曾說：「因人而異，有時食物會成為毒。」以這種說法來表現食物過敏的現象。

在歷史上相當著名的食物過敏，直到近代醫學發展的一九〇〇年以後才開始進行學術研究，其中特別注意到這個問題的，則是這三〇幾年的事情。

食物過敏是在腸道消化、分解到某種程度的食物成為抗原被吸收，製造出抗體而引起的。由食物過敏所引起的症狀和構造如圖1、2所示。

與此類似的稱為食物耐受性不良症，即食物進入嘴巴時，會出現各種病狀。像喝牛乳會腹瀉，就是屬於食物耐受性不良症。但是這個食物耐受性不良與免疫力完全無關。

■ 圖2　食物過敏的機制

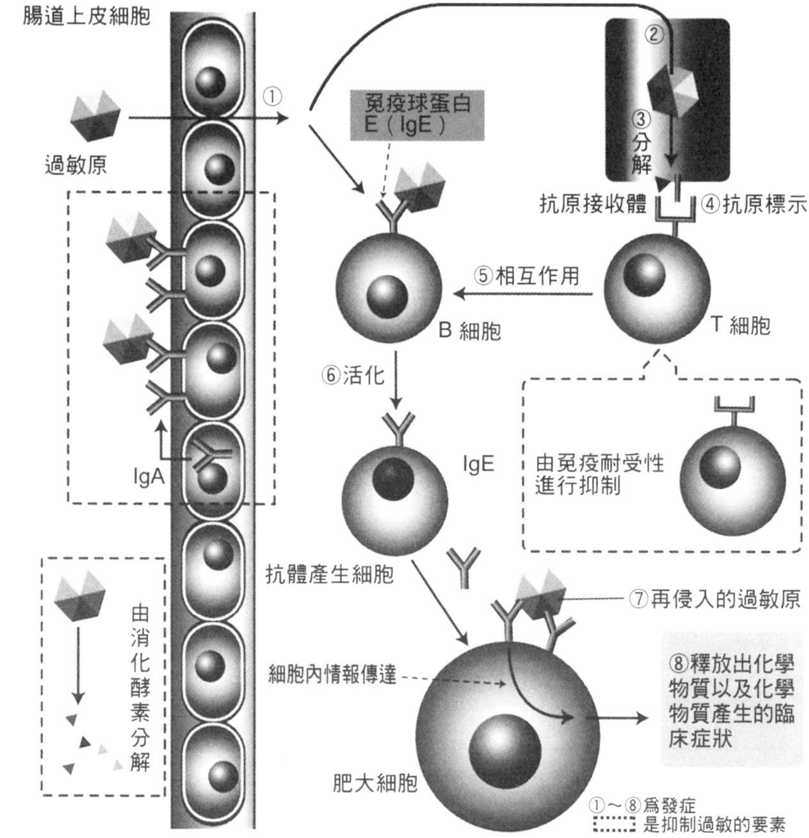

食物過敏在這幾十年來備受注目，與現代飲食生活的變化有著極大的關係。簡言之，就是①人工營養兒增加（即不是用母乳餵哺，而是用牛乳餵哺的嬰兒）、②動物性食品，尤其是動物性蛋白質的攝取量增加、③食品添加物等食品本來成分以外的東西攝取的機會增加。

換言之，飲食生活豐富反而會引起食物過敏。當然，由於飲食生活的變化，使得疾病造成的死亡率減少，建立長壽的社會，同時增強對病原體的抵抗力，這是它的優點。

但是不可否認的，現代食物過敏的患者數有增加的傾向。此外，因爲食物過敏而從小就罹患異位性皮膚炎的孩子，以後還可能會持續出現其他的過敏症狀。所以，過敏應該是始於食物過敏。

爲什麼最初是食物過敏呢？

食物過敏與塵蟎的關係

■ 過敏原的種類與過敏的病發年齡

（根據同愛紀念醫院的資料）

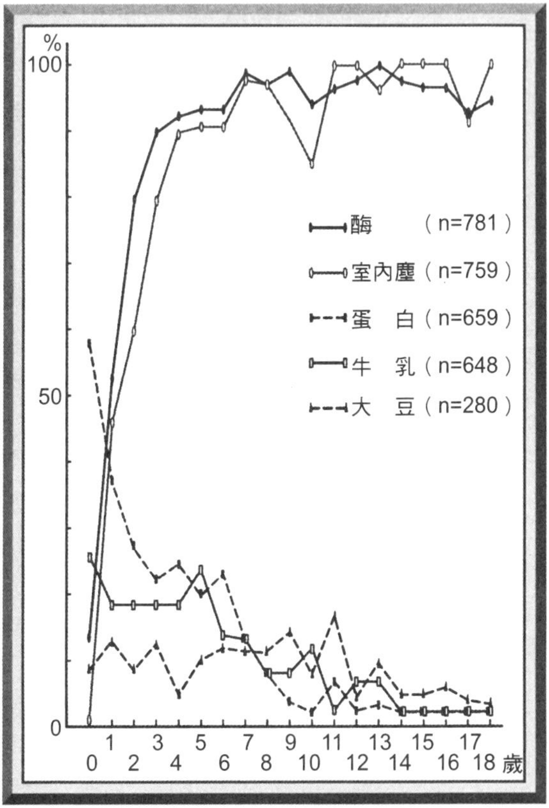

食物過敏會成爲其他過敏原因的理由，是因爲食物是人類維持生存不可或缺的物質。經由食物造成的過敏在成長早期就會出現。罹患食物過敏時，可能因爲皮膚或支氣管等發炎而呈現各種症狀。

而且一旦在成長早期出現食物過敏，就會反覆出現引起發炎症狀的一連串反應。

那麼，爲什麼食物以外的過敏原在人類成長的較早階段不會引起過敏呢？

例如，比較蛋過敏與塵蟎過敏的發症頻度，結果顯示〇～一歲時蛋過敏較多，一～二歲後塵蟎過敏較多，三～四歲以後則幾乎都是塵蟎過敏。

但是，嬰兒身邊一直存在著塵蟎，接觸的機會很多，照理說應該是一開始就會出現塵蟎過敏。

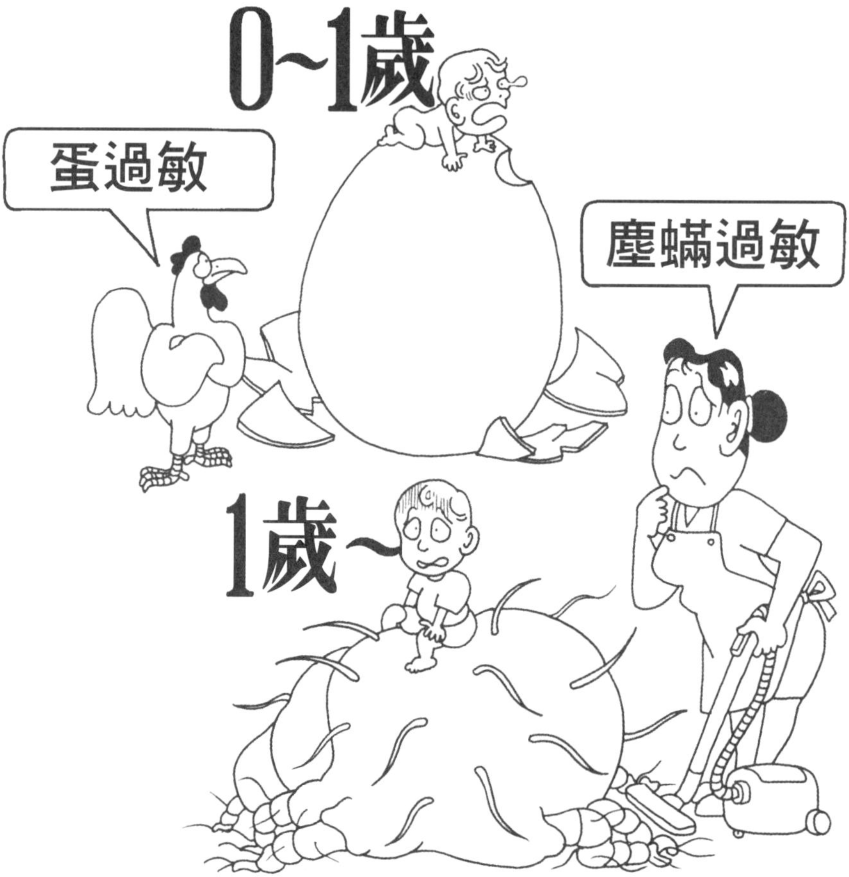

兩者的差異就在於進入體內的管道不同，即是經由腸道或是皮膚、支氣管等黏膜進入體內。如前所述，嬰兒的腸道免疫系統還不完善，所以無法對所有的食物發揮充分的機能。

因此，在〇～一歲時期，平常與食物接觸的腸容易吸收過敏原。由此可知，蛋過敏會在早期出現，是因為與塵蟎過敏相比，小時候攝取蛋的機會較多，與過敏有關的免疫系統發揮作用的緣故。

此外，蛋過敏所引起的異位性皮膚炎等，也可能會誘發塵蟎過敏，要注意。

幼兒的異位性皮膚炎較多

食物過敏病發的條件

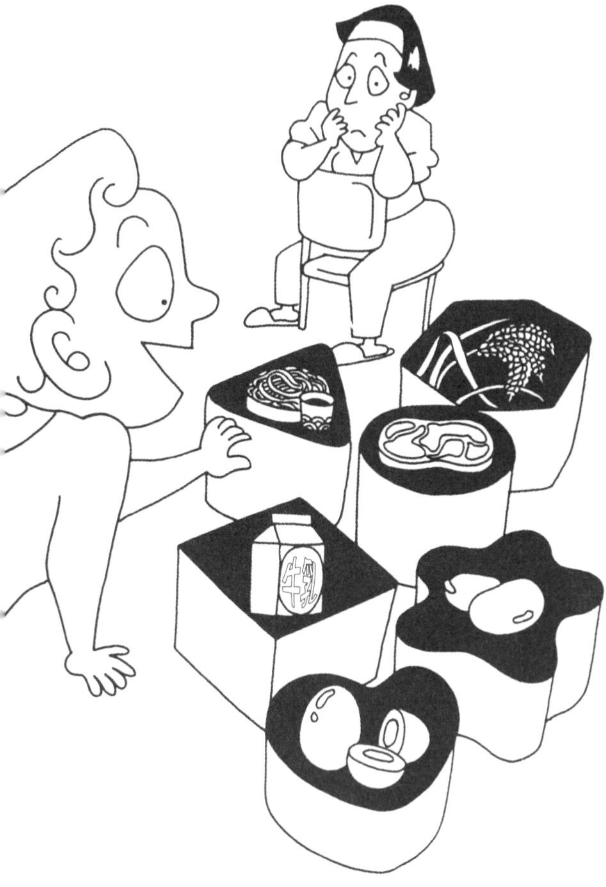

食品成分中，過敏原經口攝入體內，到達腸道，通過腸道出現在淋巴管或血管中，遇到免疫系統時，就可能會引發異位性皮膚炎、支氣管氣喘、腹瀉等疾病，這就是食物過敏。

一般而言，以〇～二歲的孩子較多見，症狀則是以異位性皮膚炎較多。

但是，食品成分與免疫系統產生反應，不見得立刻就會引起過敏病發。過敏與生物體的遺傳要因（特異性體質）、抗原量、抗原性強弱、通過腸道的難易度、食物的攝取頻度等有關。

食物的種類與過敏的病發也有關。像蛋、牛乳、大豆、肉、米、蕎麥等，各種食物都可能是引起食物過敏的物質。

像這些攝取到體內的食品成分

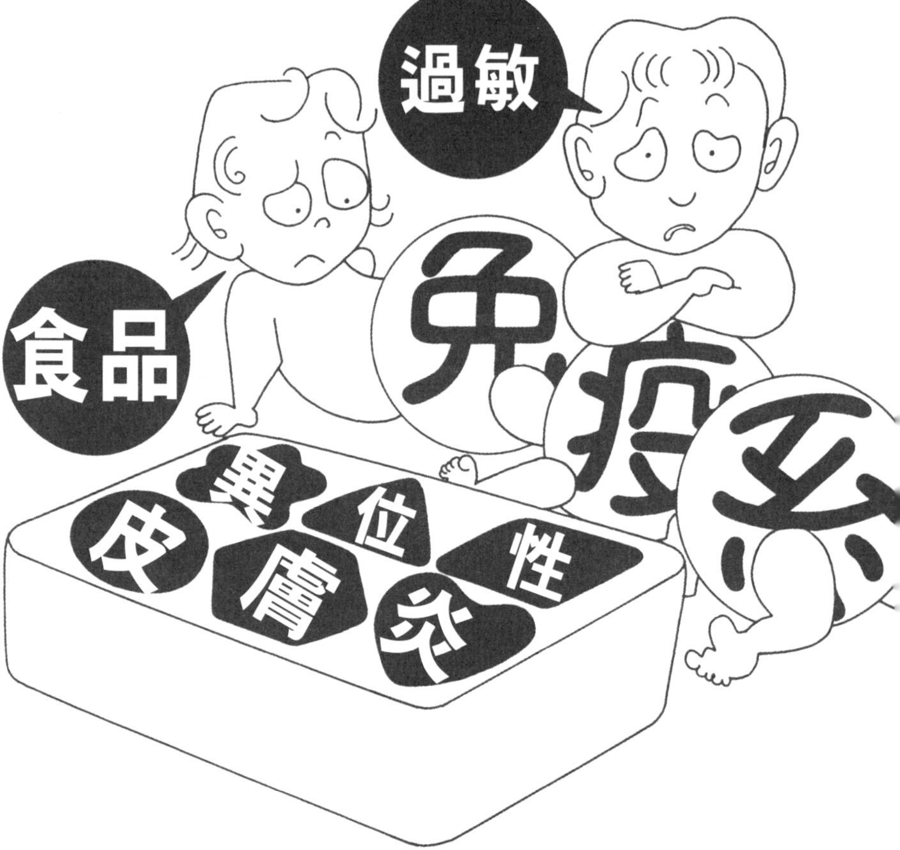

通過腸道，進入血液或淋巴液中，在這個過程中與免疫系統接觸，就會引起全身或局部性的過敏反應。

食物過敏和美洲豚草或杉木花粉所引起的吸入性過敏不同，就是因爲過敏原是經由腸道到達體內的緣故。

蛋過敏的真相

食物過敏原①

■ 圖1　蛋的構造

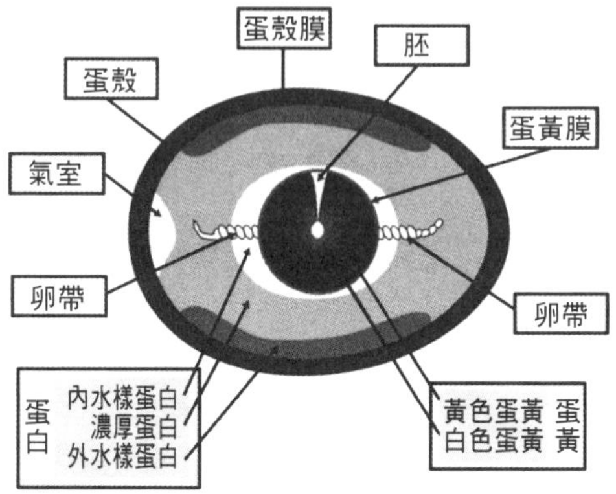

■ 圖2　蛋白蛋白質及其過敏原性

蛋　白	蛋白蛋白質中的%	分子量	過敏原性
卵清蛋白	54	45,000	++
卵黃轉鐵蛋白	12	76,600	+
類卵黏蛋白	11	28,000	+++
卵黏蛋白	3.5	110,000	—
溶菌酶	3.4	14,307	++
卵黃抑制劑	1.5	49,000	—
卵黃糖蛋白	1.0	24,400	—
卵黃黃素蛋白	0.8	32,000	—

食物過敏中，雞蛋過敏出現的頻度最高。皮膚症狀包括異位性皮膚炎、蕁麻疹等，消化器官症狀包括腹瀉、嘔吐，呼吸系統症狀則包括支氣管性氣喘等。蛋過敏以兒童較多見，與牛乳過敏等有些不同，甚至到成人之後也會出現。

蛋的成分有很多，蛋的周圍有鈣覆蓋的白殼，將蛋打破後，會出現隆起的黃色部分與周邊的透明部分。黃色部分是蛋黃，透明部分是蛋白，煮過之後，蛋黃變黃色，蛋白則變成白濁色（圖1）。

蛋白占蛋全重量的（五〇～六〇公克）六〇%，其中有九〇%是由蛋白質構成。所以蛋是高蛋白質、高營養的食物。

蛋如果不吃，就會變成小雞，因此，尤其像蛋白的部分當然就具有能夠成為小雞的營養素，對人類而言當然也是營養的物質。

但是，經常吃蛋會引起過敏這也是事實。而蛋的過敏原就在於蛋白。

到底蛋白中的何種物質會成爲過敏原呢？代表性的物質如圖2所示。其中具有過敏原活性的，大多是卵清蛋白與類卵黏蛋白。

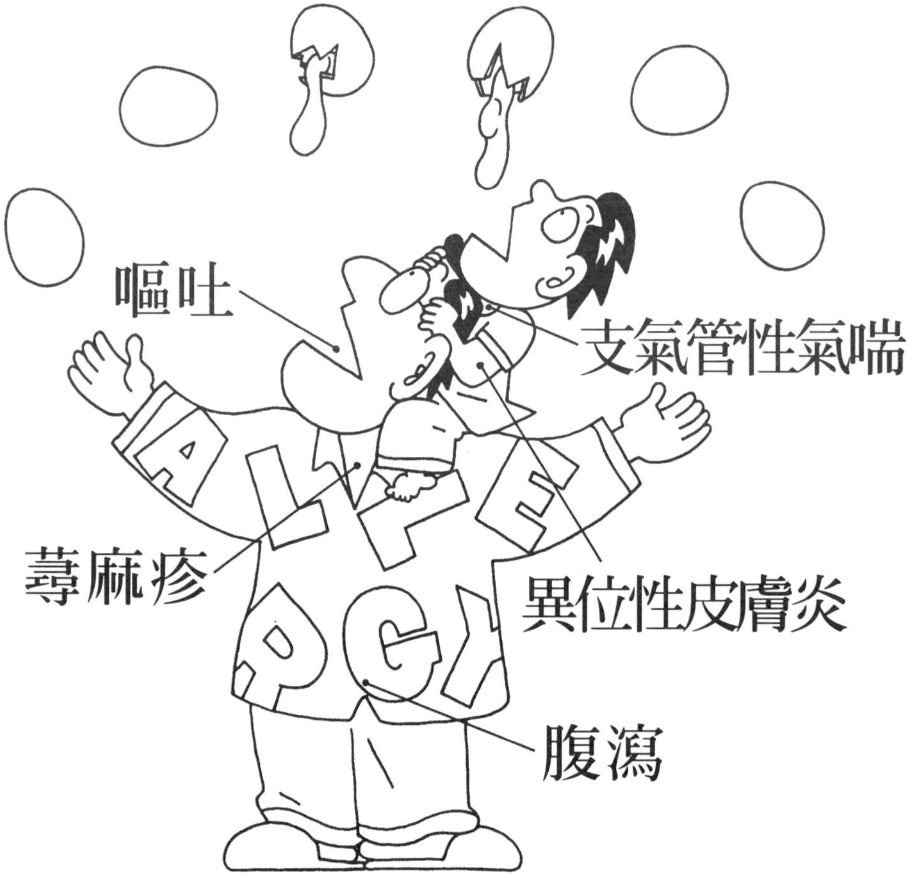

食物過敏原②

爲什麼蛋過敏較多?

爲什麼蛋過敏在食物過敏中最多呢?作者認爲成爲過敏原的條件如下。

①與抗原標示細胞上的標誌蛋白的結合性較高。

②不容易形成經口免疫耐受性。

③異質性較高(與人的生物學的距離太遠)。

④分子量較大(蛋白質程度的大小)。

⑤不容易消化。

⑥在分子內具有類似的構造。

前項所列舉的卵清蛋白以及類卵黏蛋白滿足了③、④、⑤的條件,與①、②的關係目前尚無法確認,但是我想應該也能夠滿足條件。

蛋過敏的強力過敏原,就是卵清蛋白與類卵黏蛋白。類卵黏蛋白

■ 圖1　含蛋或可能含蛋的食物或料理

蛋料理	煎蛋、蛋捲、茶碗蒸、油炸食品的麵衣
含蛋食品	美乃滋、長條形蛋糕、圓形蛋糕、煎餅、餅乾、蛋蜜乳、甜甜圈、冰淇淋、奶油泡芙、栗子饅頭、帶有餡的日式點心、帶餡麵包、塗抹砂糖的煎餅
具有含蛋可能性的食品	魚肉雞蛋捲、魚板、烤竹輪、魚肉山芋餅、香腸、火腿、中式麵、烏龍麵、蕎麥麵
雞肉、雞內臟	使用雞肉的料理、雞湯塊、鮮雞精、速食麵的湯

■ 圖2　可以代替1個蛋的蛋白質食品的攝取標準

15g	魩仔魚
25g	鰹魚、鮪魚、哥達乾酪、旗魚
30g	牛腿肉、豬腿肉、沙丁魚、秋刀魚、鯛魚、鮭魚、比目魚、龍蝦
35g	牛肝、羊肉、竹筴魚、香魚、鹹沙丁魚乾、鰈魚、柳葉魚
40g	納豆、花枝、鯡魚、鱈魚、鰻魚
45g	青蝦、干貝
50g	鯖魚、炸甜不辣餅
60g	文蛤、油豆腐塊
65g	蛤蜊
90g	傳統豆腐

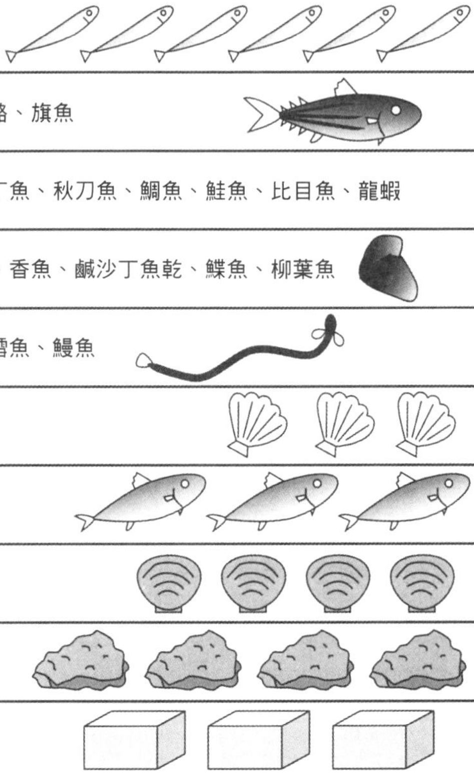

即使加熱也相當穩定，經過調理加熱也不會失去過敏原活性。此外，也能夠抑制蛋白質分解酶的活性，因此會引起過敏。

蛋過敏若加以分類，則與免疫球蛋白E（IgE）有關，屬於I型過敏。

根據日本同愛紀念醫院小兒科的各種檢查結果，十六名蛋過敏患者中，有六人確認具有類卵黏蛋白的特殊免疫球蛋白E抗體，此外，患者的卵清蛋白也和特異的免疫球蛋白E抗體有關。

基於以上的事實可以了解到，蛋過敏的發症與免疫球蛋白E抗體有關。

圖1、2是顯示含蛋的食品，以及可以代替蛋來攝取的食物及其量。

牛乳過敏

食物過敏原③

牛乳過敏是僅次於蛋的過敏。

牛乳原本是母牛餵哺小牛最初的食物，因此含有讓小牛能夠健康成長的理想營養素。牛乳中所含的蛋白質容易消化，含有成長所需的氨基酸，且含量豐富，是其他的食物所不能及的。

因此，母親們都會讓孩子喝牛乳。牛乳中含有許多形成身體骨骼的鈣質，因此是我們維持健康及生存不可或缺的物質。

但是對於人類而言，這麼有用的牛乳爲什麼會和過敏有關呢？

■ 圖1　牛乳蛋白質與其過敏原性

蛋白質	牛乳質中的%	分子量	過敏原性
酪蛋白	80		++
αS₁-酪蛋白	30	23,600	++
αS₂-酪蛋白	9	25,200	−
β-酪蛋白	29	24,000	−
κ-酪蛋白	10	19,000	−
γ-酪蛋白	2	12,000	−
乳清蛋白質	20		++
α-乳白蛋白	4	14,200	+
β-乳球蛋白	10	18,300	+++
血清白蛋白	1	66,300	+
免疫球蛋白	2	160,000~	+
腖肽	3	900,000	−

■ 圖2　β-乳球蛋白的構造

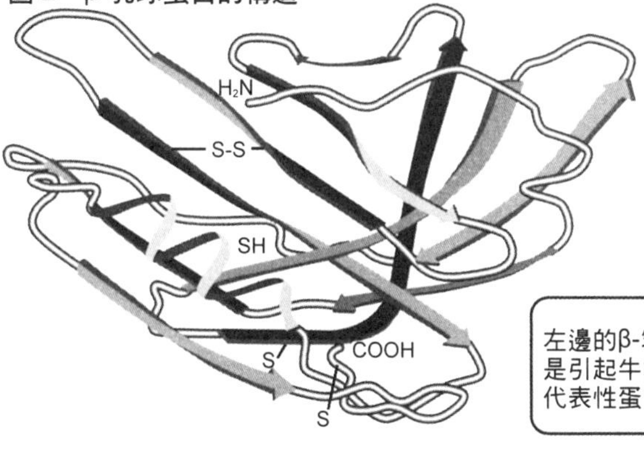

左邊的β-乳球蛋白
是引起牛乳過敏的
代表性蛋白質

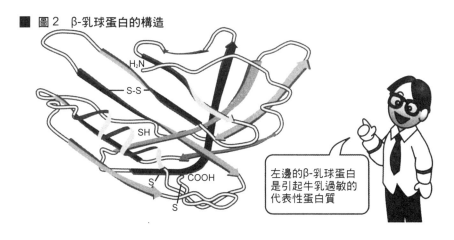

其中一個原因，就是女性地位提升，步入社會的結果，母親授乳的情況改變了。

利用牛乳或是奶粉來餵哺嬰幼兒的母親急增。近來有人認爲以牛乳等人工營養餵哺長大的母親，透過胎盤將過敏原移入胎兒體內而造成的過敏。

牛乳過敏的特徵，通常在出生後二～三個月發症，到了兩、三歲時就會減少。這一點與即使長大成人之後還會出現蛋過敏的情況不同。不過，現在用牛乳或奶粉餵哺的嬰幼兒很多，因此牛乳過敏在食物過敏中是必須趕緊謀求對策的問題。

牛乳的蛋白質，大致分爲酪蛋白與乳清蛋白（圖1）。根據各種實驗顯示，會引起過敏的蛋白質是β-乳球蛋白、酪蛋白、α-乳白蛋白，尤其β-乳球蛋白是人類母乳中所沒有的蛋白質，是屬於異質性較高的成分，因此會產生與過敏有關的抗體而引起病發（圖2）。

■ 含有牛乳或可能含有牛乳的食品或料理

含有牛乳的飲料	咖啡牛乳、水果牛乳、蛋蜜乳、奶茶、可可、優格、乳酸飲料（可爾必思、養樂多等）、果汁類
含有牛乳的點心	巧克力、牛奶糖、糖漿、口香糖、餅乾、布丁、冰淇淋、吐司麵包、帶餡麵包、蛋糕
含有牛乳的料理	牛乳燉菜、焗菜、燉肉、速食麵、速食咖哩飯
酪農製品	奶油、乳酪、乳瑪琳
牛肉	牛肉料理、牛肉香腸

食物過敏原④

魚、米、麵粉、蕎麥的過敏

在日本尚未出現因爲魚而出現的過敏的症例，不過在北歐各國卻經常出現。

在北歐各國魚過敏較多見，就是因爲經常吃特定魚的緣故。根據某項調查，兒童支氣管氣喘患者十七%、蕁麻疹患者一〇%都是由於魚的原因而引起過敏。

引起魚過敏的魚種類非常多，例如鱈魚、鮭魚、比目魚、鯖魚等，其中力量最強大，目前研究最進步的就是鱈魚過敏。

此外，有些成人還會出現蝦過敏的現象。嬰幼兒時期不吃蝦，到了成人之後才喜歡吃蝦，因此會出現成人蝦過敏的現象。

此外，米或蕎麥也是容易引起過敏發症的食物之一。如果和我們關係密切的米或蕎麥引起過敏發症，那的確是相當不幸的事情。而最近這一類的過敏卻有增加的傾向。

現在已經可以特定出米的過敏原。

這一點和蛋過敏的主角類卵黏蛋白等食物過敏原具有共通的性質。

關於蕎麥過敏，有的人光是經過蕎麥店門口就會出現症狀，故在食物過敏中是屬於會出現激烈症狀的一種。例如幾年前日本曾發生過兒童吃了蕎麥的營養午餐，結果卻因蕎麥過敏而造成休克死亡的事件。不知道自己有蕎麥過敏的體質，結果造成死亡，的確令人感到哀痛。

因此，應該要對世人提出食物過敏所具有的危險性的警告。對於處理食物的人而言，更需要擁有對於食物過敏的知識。

除了上述之外，像大豆、麵粉、蒟蒻、花生、咖啡豆、蘋果、棉籽等的蛋白質也會成爲過敏原。

■ 含有大豆、米、麵粉的食物

米	
米	糯米、糙米、粳米
含有米的食品	在來米粉、糯米粉、米粉、糙米茶、米麴、米味噌、醬油、料理米酒、清酒、啤酒
含有米的點心	年糕點心、仙貝
大豆	
飲料	大豆奶、豆漿
含有大豆的食品	豆腐、豆腐渣、青菜絲油豆腐、納豆、黃豆、使用味噌的料理（味噌湯、味噌漬菜）、使用醬油的料理或食品（仙貝）
大豆油（市售大多數的油）	沙拉油、紅花油、芝麻油、菜籽油、炸油、乳瑪琳
含有大豆油的食品	油炸食品、油豆腐、燻製食品、調味醬、美乃滋、咖哩塊、速食麵
含有大豆油的點心	洋芋片、零嘴類、炸糖餅、玉米片、仙貝
豆類	毛豆、黑豆、小紅豆、菜豆、花生、青豆、帶餡饅頭、羊羹、豆芽菜、咖啡、可可、可樂
麵粉	
含有麵粉的食品	麵包、麵包粉、烏龍麵、蕎麥麵、蕎麥、中華麵、餃子、餛飩、燒賣、春捲、焗菜、義大利麵、通心粉、燉肉、小麥胚芽油、油炸食品、油炸食品的麵衣、咖哩塊、麥茶、醬油、啤酒、威士忌
含有麵粉的點心	餅乾、甜甜圈、蛋糕、煎餅、饅頭、麥芽飲料

過敏的性質會因爲加熱而變化

加熱處理過敏

■ 加熱處理與過敏

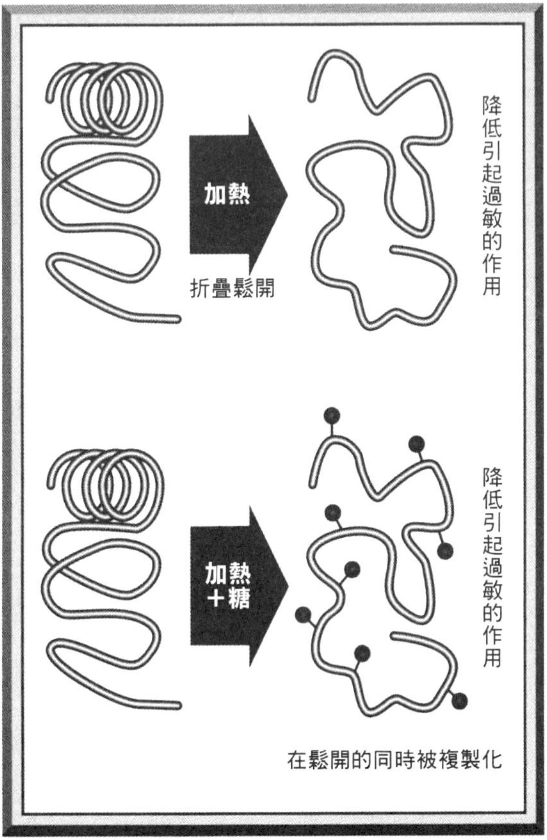

我們每天吃進嘴巴的食物，都會經過加熱處理，而像日本人吃壽司或生魚片等生食的機會較多，因此講究食材的新鮮度。通常加熱的意思是指，殺死對人體有害的病原體或細菌。

當然，加熱不光是要殺死這些細菌，同時也是爲了使得這些食物的風味變得很好。以蛋和魚爲例，加熱前和加熱後在風味、味道和外觀上完全不同，這是衆所周知的事實。

食物經過加熱之後所產生的變化，大致可分爲以下三種：

①成爲過敏原的蛋白質的折疊構造遭到破壞。

②食品的成分和過敏原蛋白質共存的糖產生反應，變成褐色。

③與食品中的脂質反應。

①簡單的說，就是經由加熱失

去引起過敏的能力。亦即經由加熱破壞蛋白質的構造，就能夠製造出低過敏食物。

但是看②的反應，物質與糖結合之後就會產生活性，像醬油和味噌的顏色，就是藉著這個反應造成的。

關於③要說明的，就是食物中的蛋白質和脂質是相鄰的存在，因此藉著加熱使兩者產生反應。

結果，可能會出現與脂質產生反應的新過敏原蛋白質。

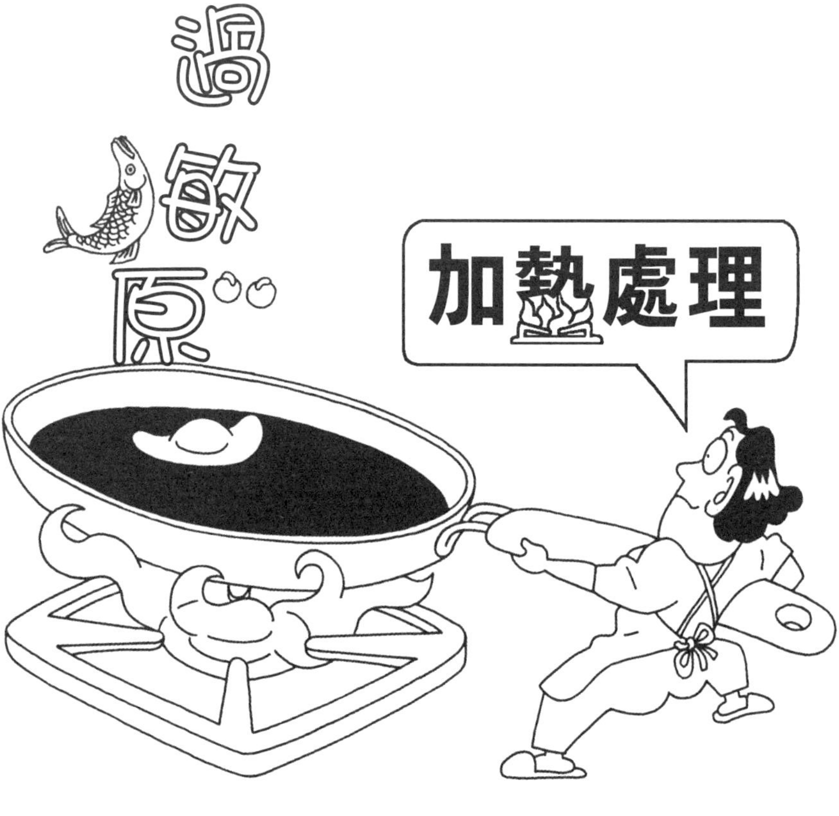

過敏和食品添加物的關係

食品添加物與過敏

食品添加物與過敏到底有何關係，目前還無法確實了解。不過，首先要說明什麼是食品添加物，然後再來探討目前已知範圍內的食品添加物與過敏的關聯性。

根據日本食品衛生法第二條的規定，食品添加物的定義爲「在食品的製造過程中，基於食品的加工或保存的目的，利用添加、混合、滲透等方法加入食品中的物質」。

定義出來的食品添加物，又可分爲化學合成品和天然添加物。化學的添加物就是由人類合成的物質（圖1）。

天然添加物並不是化學合成品，例如存在於牛乳中的蛋白質、酪蛋白和維他命E等自然素材，可以製造出天然添加物。

與過敏的關聯性最大的問題就是化學合成品。目前已知化學合成

■ 圖1　主要的食品添加物

用途別的種類	概要
著色料	用來爲食品著色的物質。最近添加了一些無花果色素或辣椒粉色素等天然著色料
甜味料	讓食品產生甜味的物質
香料	讓食品產生香氣的物質
酸味料	讓食品產生酸味的物質，此外也具有保存或抗氧化的機能。
防腐劑	對於分解食品中所含的蛋白質或脂肪等物質的微生物的作用，能夠抑制其增殖，防止腐敗。
顏色劑	使食品具有鮮豔色澤的物質，使用於火腿或香腸中。
防腐劑	防止病原體的繁殖或食品的腐敗的有效物質
殺菌劑	防腐劑等只能夠抑制細菌或黴菌的增殖，但是殺菌劑則能夠殺死這些菌類
抗氧化劑	防止食品氧化變質的物質
膨鬆劑	使用於長條形蛋糕等，使得烤出來的蛋糕形狀非常好看
酸鹼調整劑	使得食品的酸鹼度保持在一定範圍內的有效物質

■ 圖2　阿斯匹靈過敏的人容易因爲黃色4號色素而引起過敏

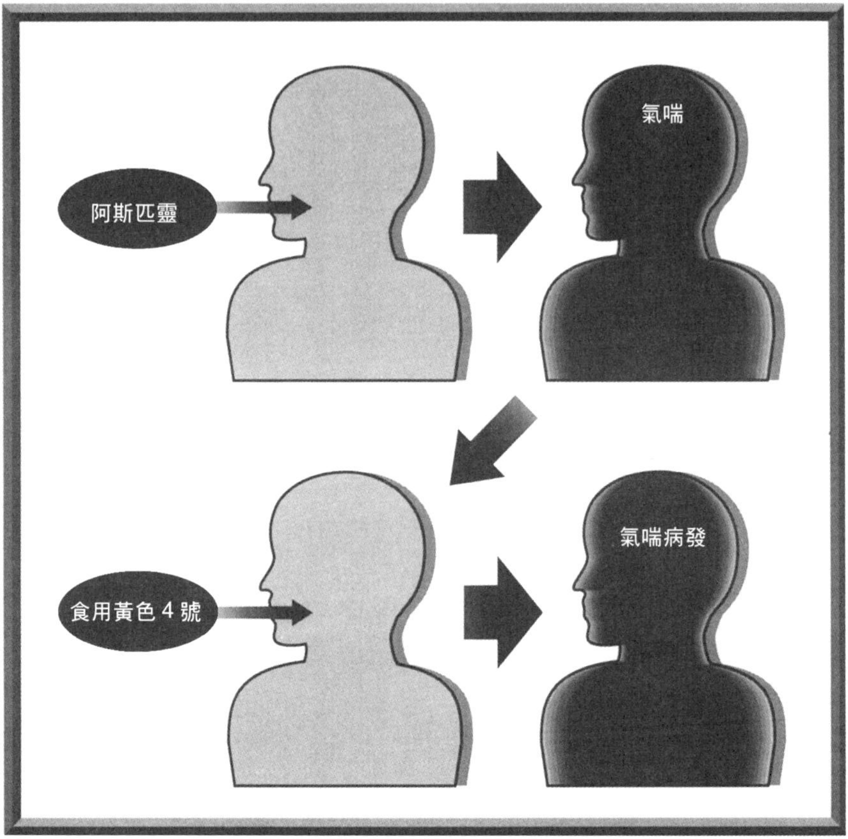

的食品添加物有三五〇種。

在化學的合成添加物中，與過敏有關的是黃色4號，也稱爲合成著色料，當成食品的著色劑來使用。像中華麵、餅乾、軟黏糖等都可能會使用，而長條形蛋糕、黃豆粉、豆類、味噌、蔬菜中等則不能使用。

黃色4號與過敏到底有什麼關係呢？事實上，目前已知的是和阿斯匹靈的關係。若對因阿斯匹靈而引起支氣管氣喘病發的患者投與黃色4號，則會誘發氣喘病發，但是其他人則不會誘發氣喘。而且阿斯匹靈氣喘患者占支氣管氣喘患者數的五％，並不是所有的患者對黃色4號都會出現過敏反應（圖2）。

如上所述，食品添加物和過敏的關聯目前還有很多不明瞭的部分，有待今後的研究。

異位性皮膚炎較多的理由

異位性皮膚炎與食物過敏

■ 圖1　特異性體質的小孩和異位性皮膚炎的關係

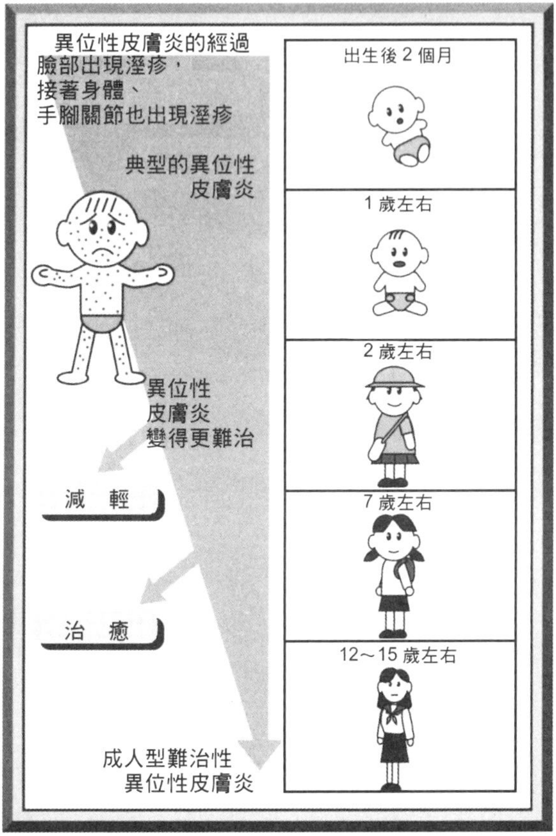

食物過敏首先會出現異位性皮膚炎這種皮膚症狀，此外，異位性皮膚炎大多是因爲食物過敏而引起的。

特異性這個字眼，在美國原本是指枯草熱或氣喘等過敏症的反應，而現在則幾乎是指和免疫球蛋白E有關的I型過敏反應。異位性皮膚炎，就是因爲這種特異性反應而引起的皮膚炎。

美國皮膚學會的定義是：「異位性皮膚炎是伴隨強烈發癢症狀的溼疹，會造成乾皮症或搔破（抓傷形成傷痕）、苔癬化（好像苔癬一樣，皮膚增厚的症狀），有時會併發氣喘或過敏性鼻炎」。

目前異位性皮膚炎激增，成爲嚴重的問題，小兒過敏科醫師認爲食物是一大原因。

其根據有許多，首先是異位性

■ 圖2 異位性皮膚炎的構造

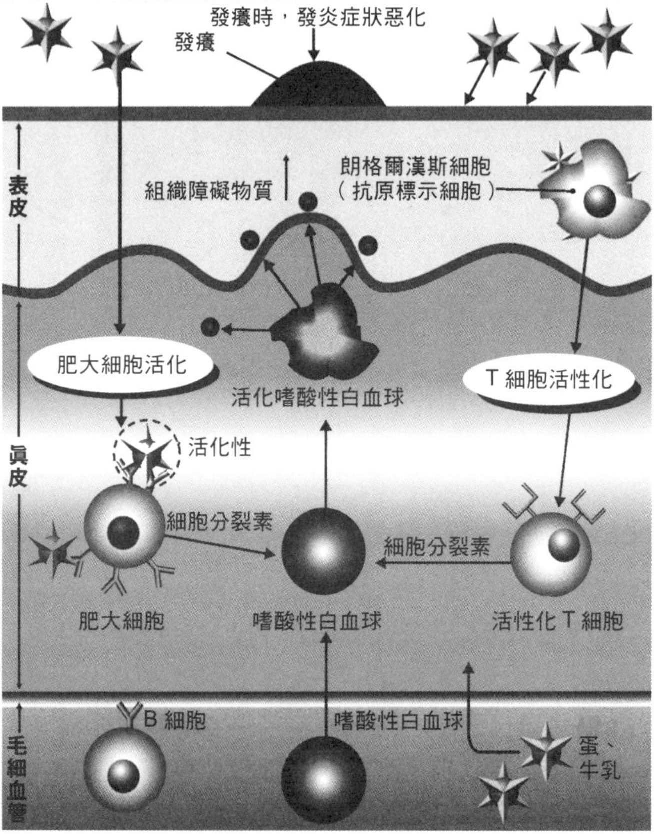

皮膚炎是以I型過敏的方式出現，發症年齡大約為〇～一歲較多。這時期的過敏原幾乎都是蛋或牛乳等食物。

因此，食物造成I型過敏，然後呈現異位性皮膚炎的症狀，這也是很自然的推理。此外，以年齡來看，只要在年紀還小時去除食物過敏原，就能夠減輕症狀或完全治癒（圖1）。

由食物造成的異位性皮膚炎，首先是皮膚的上皮會受到攻擊。皮膚受到攻擊後，塵蟎就從傷口侵入，結果引起過敏。皮膚方面則會因為食物過敏原和塵蟎過敏原而引起發炎症狀，這就是異位性皮膚炎的症狀（圖2）。但是，詳細的構造不得而知，尤其是為什麼經口進入體內的食物會對於距離較遠的皮膚產生發炎症狀。

食物過敏最初會引起異位性皮膚炎，然後因為塵蟎而引起皮膚炎。亦即由食物再將過敏原交棒給塵蟎，形成了異位性皮膚炎內的過敏進行曲。

與食物過敏類似的症狀

食物耐受性不良症

與食物過敏的症狀非常類似，容易弄錯的就是食物耐受性不良症。

食物耐受性不良症，是指食物吃進嘴巴時會出現各種症狀，例如喝牛乳會腹瀉，就是乳糖耐受性不良症。

引起腹瀉的原因，是因爲牛乳中所含的特別的糖，也就是由乳糖造成的。現在已經很少人會誤以爲這是食物過敏了，但是以前常常弄錯。

引起乳糖耐受性不良的機制與免疫機制完全無關，但是爲了解免疫力，因此一定要說明這個重要的機制。

例如，我們小時候從母親那兒得到母乳時，母乳中所含的分解乳糖的乳糖分解酶就會存在於腸中。乳糖會被分解爲半乳糖與葡萄糖，吸收到體內。這個酵素在授乳期間分泌最多，長大成人之後就會減少。

但是酵素活性非常低的人，乳糖無法被分解掉，這些人一旦喝牛乳，就會引起腹瀉。

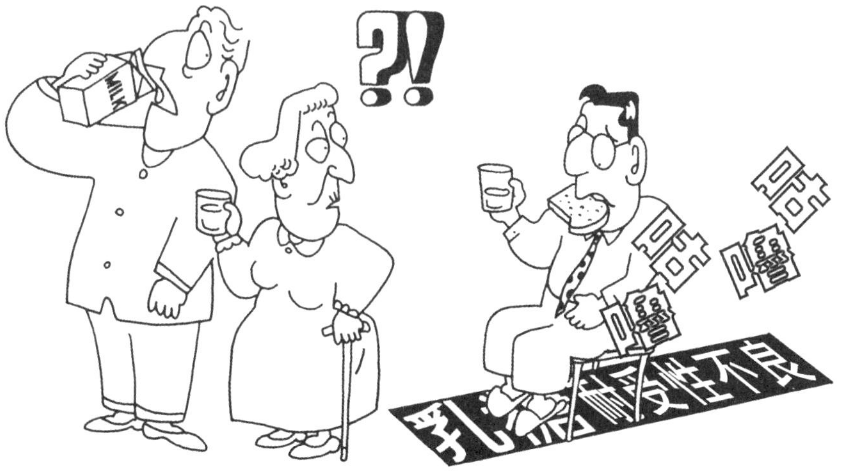

■ 何謂乳糖耐受性不良

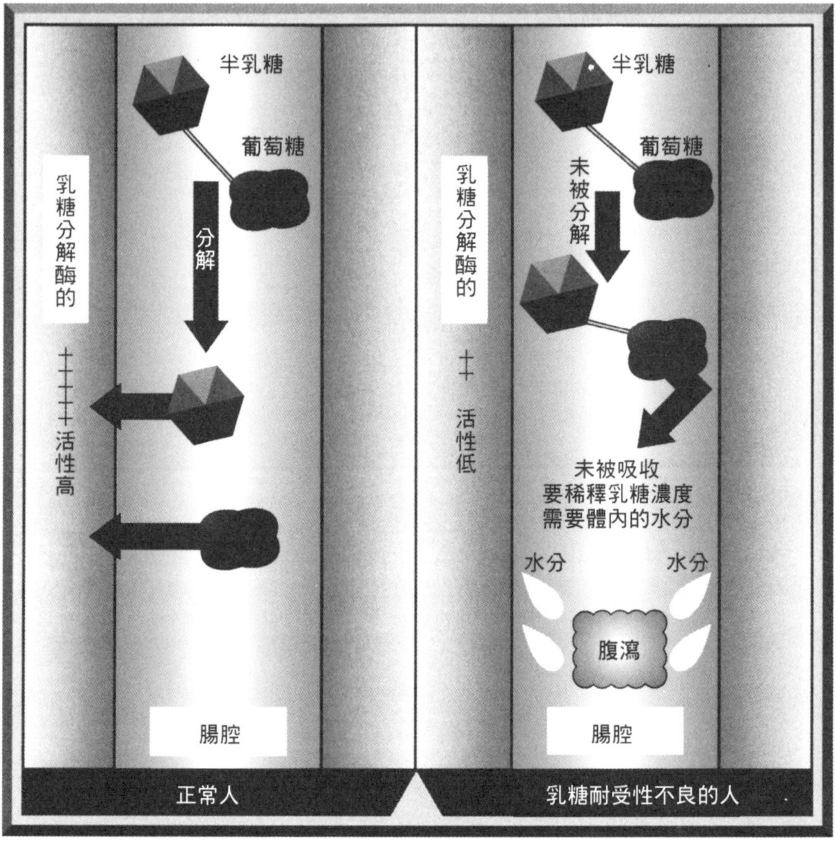

乳糖耐受性不良症所引起的腹瀉，是因爲腸內的乳糖沒有被分解掉而殘存下來，導致腸腔內與生物體內的滲透壓平衡瓦解而引起的。

此外，乳糖分解酶的分泌方式也具有人種差異。

以前經常喝牛乳的盎格魯薩克遜人、日耳曼民族以及拉丁系列的民族，這種酵素活性很高，而日本人、中國人等活性較低。

因此，像盎格魯薩克遜人等，幾乎不會出現乳糖耐受性不良症的現象。

此外，某種食品添加物會引起氣喘症狀，這也和免疫反應完全無關，算是一種食物耐受性不良症。

專欄

腸道是淋巴球的生產工廠

在老鼠或人的免疫力方面具有重要作用的淋巴球，是在骨髓的造血幹細胞製造出來的。

不管是哪一本免疫學的教科書上，都會說明這一點，這已經是普通常識了。此外，最近的研究則認爲腸道可能會製造淋巴球。

日本慶應大學醫學部的石川博通先生長期以來，向腸道的免疫之謎挑戰，證明了以下的事實。

腸道存在著很多獨特的Ｔ細胞，普通Ｔ細胞的抗原接收體爲αβ型，腸道內的則是γδ型。

但是這個γδＴ細胞到底是從何處製造出來的，長期以來都不了解。於是石川先生注意到在腸道消化細胞下方小的袋狀器官，於是調查裡面所含的細胞的性質。

進行很多嚴格的實驗，發現小器官中，有成爲淋巴球基礎的細胞群，證明了在腸道有獨特的免疫細胞的根源處。

在腸道，有來自體外的食物等許多物質進入，如果此處沒有免疫作用，則人類就會處於毫無防備的狀態下。爲了預防狀態的出現，在腸道存在獨特的免疫細胞，乃是非常合理的推論。

6章 食物過敏的預防與治療

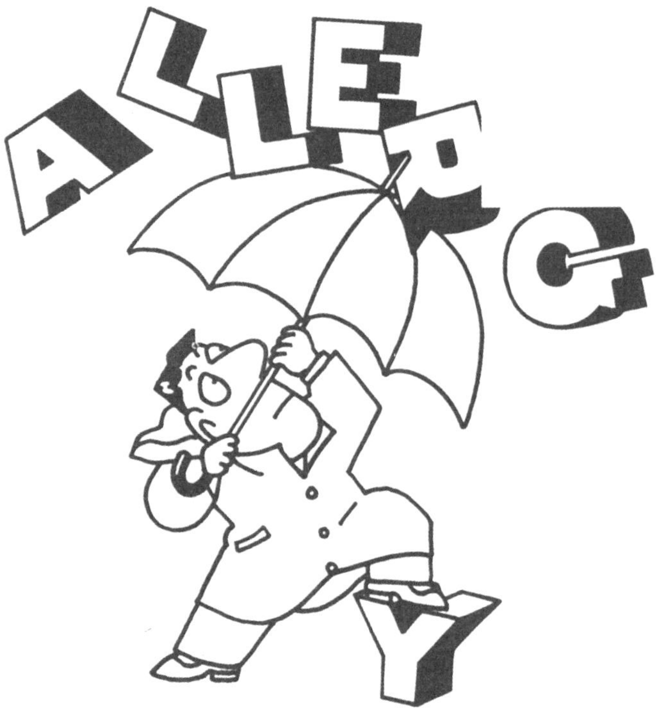

如何預防食物過敏

先前探討過食物過敏的病發，接下來要介紹如何預防及治療食物過敏。

食物過敏，就是因爲食物而引起過敏，但是對人類而言，食物是維持生存不可或缺的東西，因此要廣泛思考預防及減輕的方法。

食物過敏的偵測

食物過敏與塵蟎或花粉等吸入性過敏相比，較不容易檢查出來。吸入性過敏可利用ＩｇＥ（免疫球蛋白Ｅ）的測定或皮膚的測試等特定出過敏原。但是像食物過敏，就無法順利的特定出過敏原來。因此對於食物過敏，必須要同時進行幾種檢查來加以判定。

大家所熟悉的決定過敏原的方法就是，測定引起過敏抗體的ＲＡＳＴ（拉斯特）法、免疫球蛋白Ｇ、免疫球蛋白Ｇ４法，還有觀察皮膚反應的搔破法、單刺法、ＰＫ測試等，以及觀察整體症狀的食品去除、負荷試驗。

ＲＡＳＴ（拉斯特）法，是測定與過敏原結合的ＩｇＥ的量，但是有人即使ＩｇＥ的量很多也不會引起過敏，因此最好併用皮膚測試等方法。

Ｉ型過敏，大多是因爲ＩｇＥ與肥大細胞結合而引起的。肥大細胞大多存在於皮膚中，而發炎症狀反應也是在此發生的，故皮膚反應就是利用這個現象。

例如，搔破法是對患者的手臂或背部形成不至於讓皮膚出血程度的傷痕，在這個傷口處塗抹含有過敏原的液體，另一方面，爲了加以比較，也會利用生理食鹽水進行同樣的測試。十五分鐘後兩相比較，如果很明顯的出現兩倍以上的發紅現象，就表示是過敏原。而單刺法的基本想法也與此相同。

食品去除、負荷試驗，則是事先去除疑似過敏原的食品，然後再慢慢少量給予，藉此調查過敏症狀的有無。

過敏的檢查

問診及診察		檢查的重點	什麼時候進行
血液檢查	白血球	測定白血球數	鑑別是過敏性或非過敏性
血液檢查	嗜酸性白血球	測定嗜酸性白血球數	鑑別是過敏性或非過敏性
血液檢查	里斯特（RIST）法	檢測出血清中的總 IgE 抗體量	鑑別是過敏性或非過敏性
血液檢查	克里斯特（PRIST）法	檢測出血清中的總 IgE 抗體量	鑑別是過敏性或非過敏性
血液檢查	拉斯特（RAST）法	檢測出特異的 IgE 抗體，分爲 5 級來判定	特定出過敏原
血液檢查	加普（CAP）法	檢測出特異的 IgE 抗體，分爲 7 級來判定	特定出過敏原
血液檢查	艾萊札法	檢測出 IgE 抗體的總量，以及特異 IgE 抗體，還有 IgG 抗體或 IgG4 抗體	特定出過敏原（主要是在研究時進行的檢查）
血液檢查	馬斯特（MAST）法	檢測出總 IgE 抗體量、特異 IgE 抗體、IgG 抗體、IgG4 抗體、IgA 抗體	特定出過敏原
細胞診		調查鼻黏膜或痰中的嗜酸性白血球數	鑑別爲過敏性或非過敏性
皮膚	單刺法	將過敏原滴在皮膚上製造傷口，然後觀察反應	特定過敏原時的篩檢方法
皮膚	皮內反應	注射過敏原，然後觀察反應	特定過敏原。要進行去敏療法時，要決定注射的過敏原萃取劑的量時使用的方法
皮膚	肌膚測試	將過敏原滴在皮膚上，用紗布固定，觀察反應	特定延遲型過敏的過敏原
食物去除試驗·食物負荷試驗		將特定的食品去除一定的期間，或給予一定的期間觀察症狀	特定出過敏原
激發試驗		吸入過敏原或貼在鼻黏膜上，或是利用點眼的方式觀察症狀	對於過敏原進行確實的診斷
X 光攝影檢查		進行胸部或副鼻腔的 X 光檢查	

要預防食物過敏的
檢查有以上這些喔！

改變飲食生活，遠離過敏症的方法

去除食物過敏原成分

此方法是指，從平常的飲食生活中去除成爲食物過敏原因的食品成分的方法。理論上利用這個方法就能夠治好過敏。

但是，任何方法都有缺點，這個方法也有問題點存在。例如造成食物過敏的過敏原無法完全鑑定出來。通常罹患食物過敏的人，都擁有多數的過敏原。

例如，以蛋過敏原爲主的過敏原，還有二〇多種食物會呈現過敏症狀。如果對所有的過敏原食品都進行除去的方法，就會造成營養上的問題。所以一定要配合症狀，在充分的管理之下進行。

以蛋過敏的人爲例，我們在日常生活中吃進的含蛋加工食品有很多。因此如果不確實掌握食品的製造成分，則這個方法就無法奏效。

以嬰幼兒而言，在授乳中母乳的過敏原也必須注意。母親爲了攝

■ 去除食物過敏原成分

- 完全去除原因食物
- 食物限制維持在最低必要限度
- 進行耐受性的檢查
- 研發代用食品
- 避免偏食（不要反覆大量攝取相同的食品）
- 調理工夫（考慮到孩子的喜好）
- 營養・發育的評價（正確的指導）

去除成爲食物過敏原因成分的做法，才是這個食物療法的基本

取自己的營養而攝取蛋或牛乳，但是這些卻會透過母乳而運送到嬰兒體內。但是，母親必須攝取蛋或牛乳到何種程度才會直接成為過敏原，目前並不得而知。

以營養學的觀點來看，如果是少量的過敏原就沒有問題，可以進行不完全戒食，或是在一定的期間內輪流吃不同種類的食品，不要連續吃同一種食品。這種輪流吃不同食品的方法也不錯。

進行戒食時，無法補充到良質蛋白質。但是人類要健康成長，則良質蛋白質是不可或缺的物質。因此對蛋過敏的人，一定要基於氨基酸組成表等，仔細選擇與蛋中所含的蛋白質具有同等營養價值的食物來吃。

在實施戒食時，也必須要仔細考慮替代食物的過敏原性。

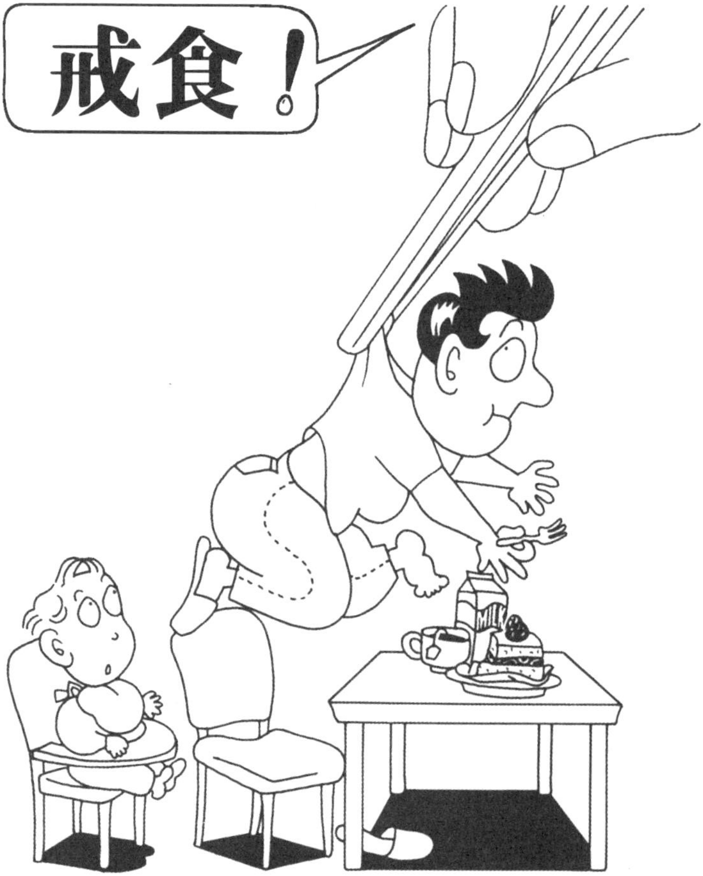

抑制過敏的代替食品

低過敏原食品

低過敏原食品就是，牛乳或米經由酵素處理或加熱處理等，而減少過敏原活性的食物。歷史較悠久的低過敏原食品就是低過敏原乳。

距今約三〇年前，不會引起過敏的低過敏原乳被開發出來了。爲什麼最早開發出低過敏原乳呢？那是因爲幼兒期以牛乳爲營養源，因此其地位相當重要。而且在女性進入社會的時期，也開始注意到母乳以外的其他乳類。

因此，立刻開發出不會引起過敏的低過敏原乳，對乳業業界而言是相當重要的問題。如果不給予蛋也不給予牛乳，那麼嬰幼兒在營養方面或發育方面都會造成很大的問題，所以才會開發出不會引起過敏的牛乳或奶粉。

現在低過敏原食的製作方法如下。

首先就是使用營養價值較高的食品，將這個食品加熱或經由酵素處理等，但必須要注意不可以降低營養價值，味道、香氣也不可以減少，只是減少過敏原活性而已。

以牛乳爲材料的低過敏原食品，大致可分爲MA—1、エピトレス、エレメタルフォーミュラ・605Z（這些都是日本國立特有的代用牛乳產品）。前兩者是利用牛乳蛋白質分解酵素分解出來的，而後者則是以氨基酸爲主要成分製造出來的。

今後食物過敏還會持續，但是利用生物科技等尖端科技，可以再將低過敏原食品加以改良，製造出更棒的食品。

主要的低過敏原食品

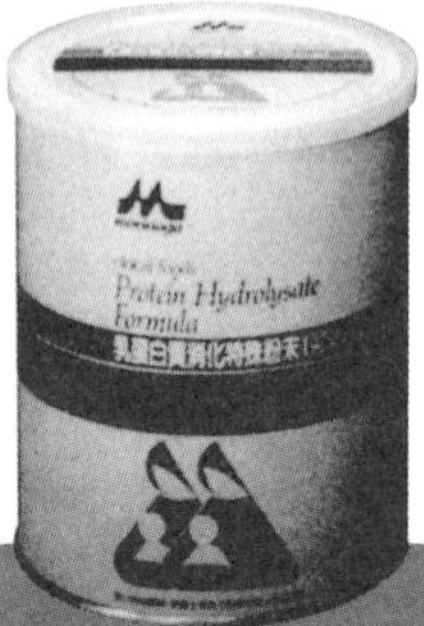

MA-1 的標準組成

成　　分	100g 奶粉當中	15%調味乳 100ml 當中
蛋白質 (g)	**15.7**	**2.36**
脂肪 (g)	**18.0**	**2.70**
碳水化合物 (g)	**60.5**	**9.08**
灰分 (g)	**2.8**	**0.42**
水分 (g)	**3.0**	
熱量 (kcal)	**467**	**70.1**

利用高度的消化酵素分解之後，幾乎不含牛乳過敏原，而且具有和牛乳同樣的營養價值。即使是牛乳、蛋、大豆過敏的人也可以攝取。（照片提供：森永乳業）

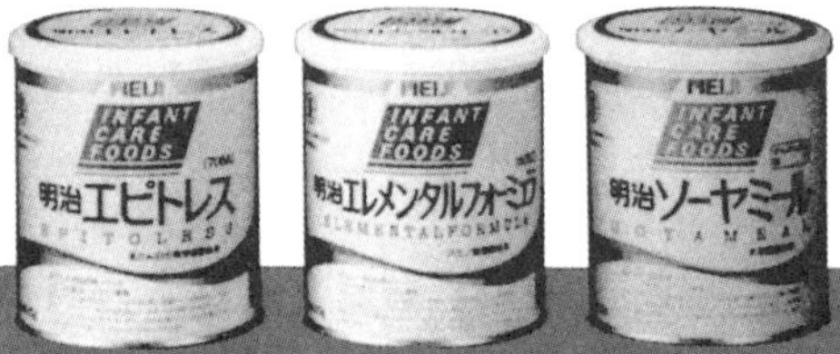

建議對蛋、大豆、奶粉過敏的嬰兒使用エピトレス。
建議所有蛋白質過敏的嬰兒使用エレメンタルフォーミュラ。
ソーヤミル則是利用良質分離蛋白質的大豆奶粉，建議對牛乳過敏或是討厭奶粉的嬰兒使用。（照片提供：明治乳業）

標準組成(製品 100g 中)

成　　分	明治エピトレス	明治エレメンタルフォーミュラ	明治ソーヤミル
蛋白質 (g)	**14.5** (當量)	**13.6** (成爲氨基酸混合物)	**13.4**
脂肪 (g)	**20.0**	**2.5**	**20.0**
碳水化合物 (g)	**60.0**	**78.6**	**61.5**
灰分 (g)	**2.5**	**2.3**	**2.6**
水分 (g)	**3.0**	**3.0**	**2.5**
熱量 (kcal)	**478**	**391**	**480**

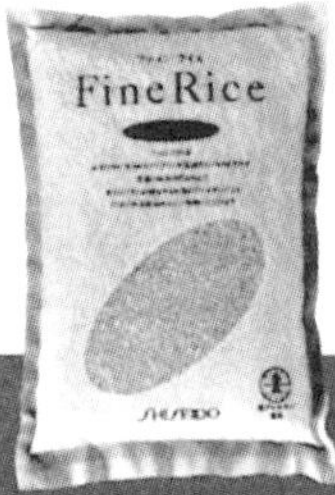

FINE RICE

爲了對於米中所含的蛋白質「球蛋白」會引起異位性皮膚炎的人所開發出來的低過敏原米。（照片提供：資生堂）

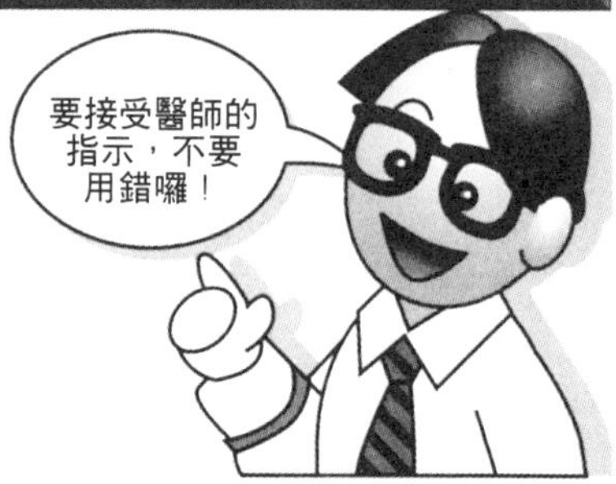

抗過敏食品

利用脂肪治好過敏症狀

　最近發現脂肪中含有能夠改善過敏症狀的成分。關於脂肪，在第2章已經說明過了，單純來說，它就是油。但是對於維持人類的生存而言，脂肪和蛋白質同樣都是很重要的成分。例如一天攝取的熱量約二〇％是脂肪，亦即脂肪是我們所有活動的熱量源。

　脂肪對於改善過敏等有效，是因爲比較以魚爲主的愛斯基摩人的生活和以酪農爲主的丹麥人的生活，發現疾病形態不同的緣故。

　脂肪分爲可以在體內製造的脂肪以及不能夠在體內製造的脂肪。在體內可以製造的包括棕櫚酸、硬脂酸等。

　而在體內無法製造的、必須經

■ 圖1　亞油酸群與α-亞麻酸群的脂肪酸的不同

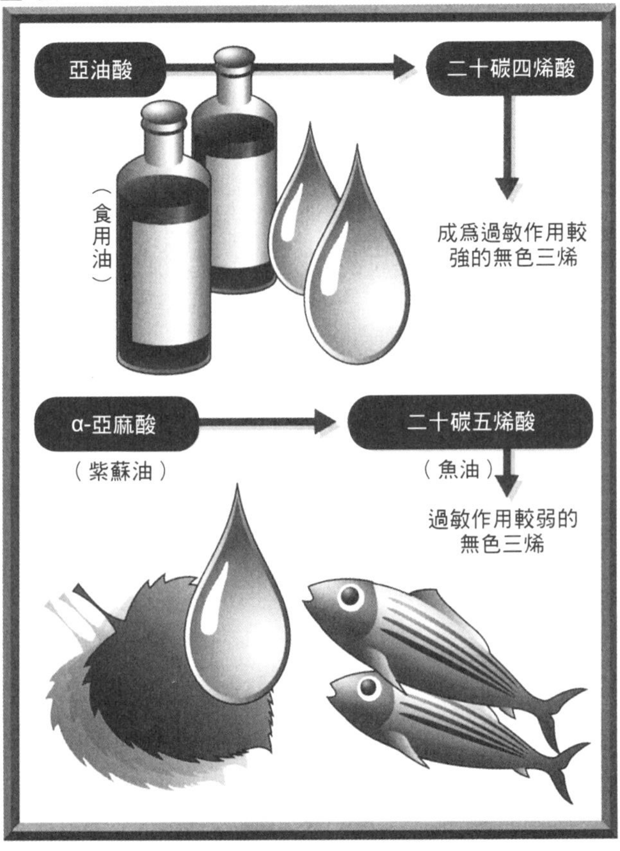

由食物攝取的脂肪，就是亞油酸群以及α—亞麻酸、油酸群等（圖1）。

亞油酸群在體內會變成亞油酸、γ—亞麻酸、二十碳四烯酸。而α—亞麻酸則會變成二十碳五烯酸（EPA）、二十二碳六烯酸（DHA）。

我們吃了很多含有亞油酸的食物時，亞油酸在體內會變成二十碳四烯酸，然後再變成無色三烯或前列腺素，引起過敏或支氣管氣喘、心肌梗塞等。

而α—亞麻酸則會變成二十碳五烯酸、二十二碳六烯酸，具有抑制支氣管氣喘或心肌梗塞的作用。

例如含有大量α—亞麻酸的紫蘇油，能夠改善異位性皮膚炎的症狀，但是是否對於所有的食物過敏都有效，則有待今後的研究。

此外，從構造面來看，脂肪酸（分解脂質時所產生的酸）分爲飽和脂肪酸與不飽和脂肪酸。不飽和是指具有反應性較高的結合的脂肪酸。不飽和結合達兩個以上者稱爲多元不飽和脂肪酸，像n—3、n—6、n—9系列等。依不飽和結合的位置不同，就會出現不同的稱呼，像亞油酸是屬於n—6系列，而α—亞麻酸則屬於n—3系列（圖2）。

通常一提到脂肪，就會被貼上成人病原因的標籤。但是別忘了，在脂肪中也有一些能夠抑制心肌梗塞或食物過敏的物質。

■ 圖2　不飽和脂肪酸的種類及在體內的變化

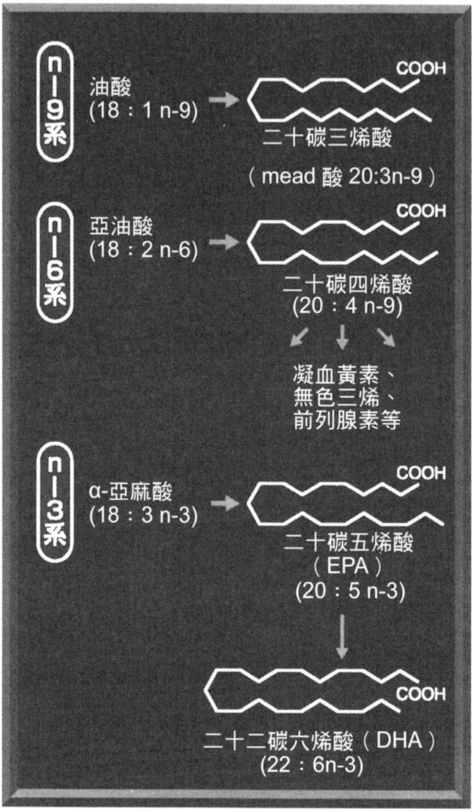

經口治療法

經口免疫耐受性的利用以及肽療法

目前進行的療法就是減敏療法。減敏療法是指定期將少量的過敏原放入體內，藉此降低對過敏原的過敏性的方法。而減敏的意思是指「減少過敏狀態」。

這個治療法對於支氣管氣喘或花粉症有效，但是必須經常看門診，而且注射的疼痛會對患者造成負擔。此外，很容易誘發重症的過敏症狀。

同樣是利用免疫系統的機制，也可以利用經口免疫耐受性的方法防止過敏。比起減敏療法而言，它是更簡便、安全性更高的方法。

雖然目前還在實驗階段，不過可以將花粉放入膠囊內經口投與，進入腸道之後溶解，抑制免疫球蛋白E的產生。根據報告顯示，這個方法確實有效。

此外，還有所謂的「肽療法」。肽是兩個分子以上結合的物

■ 圖 1　利用經口免疫耐受性治療過敏疾病

經口投與抗原	抑制T細胞應答	抑制抗體生產	改善症狀
動物實驗			
杉木花粉	有		
蛋白白蛋白	有		
鎳、鉻	有		有
臨床實驗			
白樺木花粉		有	有
乾草花粉			有
玉蜀黍花粉			有
美洲豚草花粉			有
艾草花粉			有
塵蟎	有	無	有
貓鱗屑		無	無
鎳、鉻			有

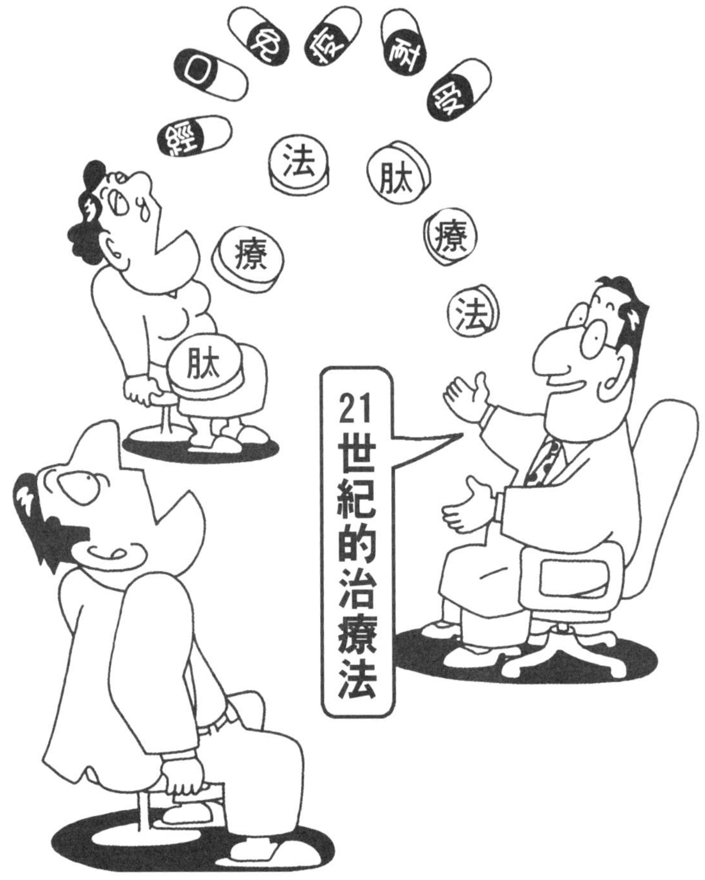
經口免疫耐受
法
肽療法
療
肽
21世紀的治療法

質。利用肽抑制抗體產生或是控制過敏反應的方法，就是「肽療法」。

亦即利用肽，使產生抗體的過程發生變化，就可以預防過敏。利用經口免疫耐受性的方法以及肽療法，可以說是21世紀的治療方法。

目前所使用的這些治療食物過敏的方法，是否眞的有效還無法確認，有待今後的研究。

現在的治療法，是限制食物的攝取或是依賴藥物等。因此與其說是治療，還不如說是預防。對於食物過敏，一定要好好加以應對，但不必過分擔憂，因爲每天都會遇到這個問題。事實上，食物過敏本身並不是什麼可怕的事情。

食物過敏治療的困難之處，就在於必須避免引起過敏，同時又要攝取食物。

專欄

免疫球蛋白 E 的結合方法與其他的不同

免疫球蛋白與過敏原或抗原分子的哪一個部分結合，自古以來就引起許多研究者的興趣。尤其免疫球蛋白 E（IgE）與過敏病發有直接關係，因此大家對它的關心度很高。

最近作者的研究室和千葉大學醫學部進行共同研究，針對奶粉過敏的重要過敏原α_{S1}-酪蛋白的哪個部分和IgE結合進行徹底的調查，發現了頗耐人尋味的結果。作者研究室的A君從許多奶粉過敏的患者中，發現了α_{S1}-酪蛋白成爲過敏原時，患者血清中的 IgE 是和α_{S1}-酪蛋白的哪個部分結合的。

最初預料，因患者不同，IgE的α_{S1}-酪蛋白的結合位置應該不同。但意外的是，幾乎所有患者的IgE都集中在α_{S1}-酪蛋白特定的位置結合。

而IgG4 免疫球蛋白，則在每個患者不同的α_{S1}-酪蛋白不同的位置結合。這是超出以往常識的結果，其理由至今不明。

雖然關於過敏的構造目前已經了解到相當的程度，但是還是有很多謎團尚未解開。

7章 過敏藥物

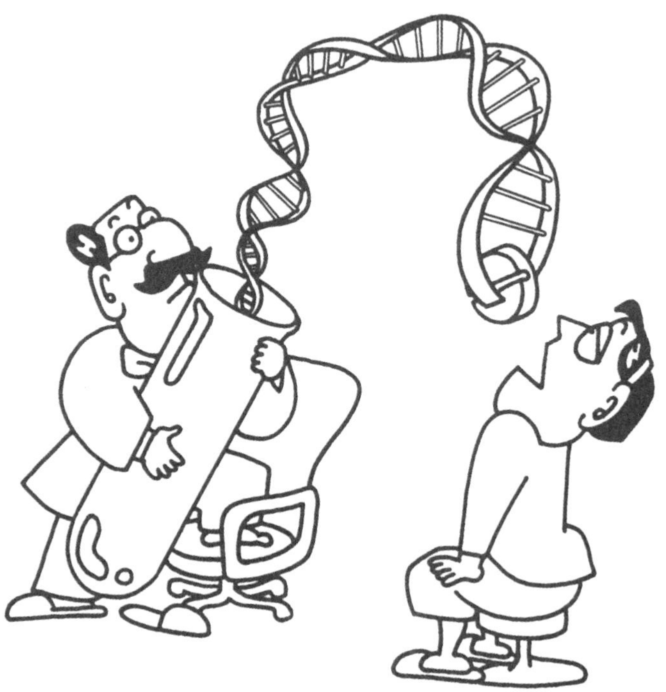

用來治療食物過敏的藥物

預防及治療過敏

預防及治療食物過敏的第一步，就是第6章所列舉的戒食或以低過敏原食品為主。但是為了要提高治療效果，有時會併用藥物。

接下來繼續探討目前食物過敏以及過敏症所使用的治療藥的種類和作用。

本書再三說明，食物過敏的病發機制，是引起過敏的過敏原由腸道侵入體內，然後吸收到抗原標示細胞中而開始的。這個抗原標示細胞會刺激T細胞，而T細胞會刺激B細胞，生產免疫球蛋白E。

免疫球蛋白E在肥大細胞的表面與過敏原結合之後，會刺激肥大細胞，而將無色三烯、前列腺素、組織胺等釋放到細胞外。這些物質會在皮膚的黏膜或氣管產生作用，而引起過敏。

食物過敏的治療藥物就是利用這個過程，不讓肥大細胞釋出作用物質，或是讓肥大細胞所釋出的物質無法產生作用。

對於異位性皮膚炎，也可以使用直接塗抹於皮膚上的藥物。

不讓作用物質釋出的藥物，一般稱為抗過敏藥。而塗抹於皮膚上的藥物則稱為類固醇。

左圖是食物過敏時主要使用的藥物。

關於預防及治療過敏的藥物，詳細的內容在後面會為各位解說。

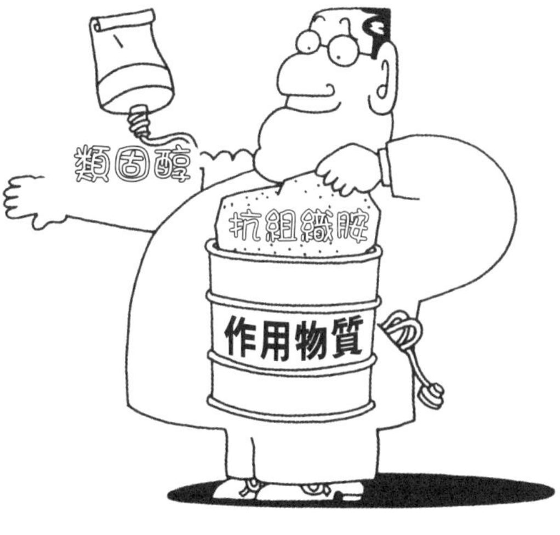

■ 圖 1　日本食物過敏的治療用藥

<table>
<tr><th colspan="4">藥的種類</th><th colspan="2">藥品名</th><th>商品名／公司名</th><th>作用</th><th>副作用</th></tr>
<tr><td rowspan="12">內服藥</td><td rowspan="12">抗過敏藥</td><td rowspan="7">抗組織胺作用型</td><td colspan="3">Ketotifen</td><td>ザジテン／サンド</td><td rowspan="12">藉著阻止組織胺、血清素、無色三烯等化學傳遞物質釋放出來而抑制過敏反應。</td><td>過敏症狀（蕁麻疹、流鼻水、打噴嚏等）、嗜睡、倦怠</td></tr>
<tr><td colspan="3">azelastime hcl</td><td>アゼプチン／エーサイ</td><td>嗜睡、倦怠、口渴、食慾不振、腹痛、臉發燙、肝功能異常、過敏症狀</td></tr>
<tr><td colspan="3">oxatomide</td><td>セルテクト／協和發酵</td><td>過敏症狀、肝功能異常、類似巴金森氏症狀、嗜睡、噁心、食慾不振</td></tr>
<tr><td colspan="3">emedastin</td><td>レミカット／テイカダレン／鐘紡</td><td>嗜睡、倦怠、口渴、過敏症狀</td></tr>
<tr><td rowspan="3">新抗組織胺藥</td><td colspan="2">mekitadim</td><td>ゼスラン／旭化成
ニボラヅン／日本商事</td><td>睡眠較少、過敏症狀、肝功能異常、血小板減少、倦怠、口渴、視力調節障礙</td></tr>
<tr><td colspan="2">terphenadin</td><td>トリルダン／マリオン、鹽野義</td><td>睡眠較少、倦怠、口渴、嘔吐、過敏症狀、肝功能異常、心悸</td></tr>
<tr><td colspan="2">epinastin</td><td>アレジオン／三共</td><td>睡眠較少</td></tr>
<tr><td rowspan="4">無抗組織胺作用型</td><td colspan="3">tranilast</td><td>リザベン／キッセイ</td><td>肝功能異常、類似膀胱炎症狀、胃腸功能障礙、紅血球數減少、頭痛、過敏症狀</td></tr>
<tr><td colspan="3">repelinast</td><td>ロメット／東京田邊、日研</td><td>發疹、噁心、肝功能異常、尿蛋白</td></tr>
<tr><td colspan="3">pemirolast</td><td>アレギサール／東京田邊、
ペミラストン／スクイブ</td><td>頭痛、噁心、腹痛、胃的不適感、過敏症狀、肝功能異常、尿蛋白</td></tr>
<tr><td colspan="3">amrequsanot</td><td>ンルファ／武田</td><td>過敏症狀、胃的不適感、嘔吐、肝功能異常、腎功能異常</td></tr>
<tr><td></td><td colspan="3">cromolyn sodium</td><td>インタール／藤沢藥品</td><td>無</td></tr>
</table>

緩和過敏症狀更強烈的藥物

類固醇

類固醇別名腎上腺皮質素。類固醇就是由腎上腺皮質分泌出來的荷爾蒙，是維持生物體恆常性不可或缺的物質。

將荷爾蒙中的醣類皮質素製成製劑，投與患者，能夠降低組織的反應、抑制發炎症狀等。

亦即類固醇能夠代替腎上腺皮質的作用，改善蕁麻疹或溼疹等皮膚疾病所引起的過敏症狀，具有最強烈的作用。此外，對於因爲食物過敏而引起的異位性皮膚炎及全身性紅斑狼瘡、貝切特病、慢性風濕性關節炎等膠原病、自體免疫疾病等，也是不可或缺的藥物。

類固醇運用最廣的就是軟膏，此外還有乳液、化妝品、噴霧劑、膠帶、內服藥等（圖1）。種類多達三〇多種，作用強度則分類爲「最強」、「非常強」、「強」、「中度」、「弱」五階段。

圖2則是主要的類固醇外用藥。

塗抹類固醇能夠阻止細胞的作用，抑制過敏發症。反之，也會抑制人體原本所具備的製造腎上腺皮質素的作用。因此會對我們的身體造成負擔，有時會產生副作用。長期使用時必須要注意。

除了類固醇以外，現在也出現了許多具有消炎作用的、副作用較少的非類固醇，不過因構造不同，藥理效果也有差距。

■ 圖1　類固醇外用藥的劑型與特徵

劑型	優點	缺點
軟膏	延展性極佳，容易塗抹	發黏，塗抹之後患部發亮
乳液	不會發黏	會刺激患部，有時會使溼疹惡化
化妝品	不會發黏	有時會刺激患部
凝膠	不會發黏，延展性極佳，容易塗抹	有時會刺激患部
噴霧劑	噴灑之後也感覺不出來	會刺激患部，而且不知道使用量
膠帶	效果極高	有時會引起斑疹

■ 圖 2　日本主要的類固醇外用藥

藥的強度	代表的商品名／公司名稱	藥品名
最強	ジフラール／山之內 ダイアコート／日本アップジョン デルモベート／日本グラクン	酯酸 difrolasone 丙酸 clopetazole
非常強	アドコルチン／三共 シマロン／東興 テクスメテン／日本ロシュ トプシム／田邊 ネリゾナ／日本シェーリング パンデル／大正 ピスダーム／武田 ブデソン／藤沢藥品 マイザー／東京田邊、日研 メサデリム／大鵬藥品 リンデロン-DP ／鹽野義	Harsinonide fulsinonide 吉草酸 difrocortolone 酪酸丙酸 hydrocortisone amsinonide budesonide difroprednate 丙酸 alcrometasone 二丙酸 petametasone
強	アルメタ／鹽野義 エクラー／エスエス、ミドリ十字 コルデール G ／大正 ザルックス／北陸 トクダーム／大鵬藥品 フルコート、フルコート F ／ともに田邊 プロペデルム／協和發酵 ベトネベート、ベトネベート／ともに第一 ボアラ／マルホ リドメックス／興和 リンデロンV、リンデロンVG ／ともに鹽野義	丙酸 alcrometasone 丙酸 deplodone 吉草酸 petametasone 吉草酸 petametasone fluosinoloneacetonide 丙酸 becrometasone 吉草酸醋酸 prednizolone
中度	キメダベ-ト／日本グラクン グリメサゾン／藤永 ケナコルト A ／三共 プランコール／中外 レダコート／武田 ロコルテン／チバガイギー ロコイド／鳥居	酪酸 clopetasone dexametasone 配合劑 triamsinoloneacetonide 酪酸 hydrocortisone 特戊酸 furmetasone
弱	ヴェリダーム・メドロールアセテート／日本アップジョン ヴェリダーム・ネオ・メドロールアセテート／日本アップジョン デクタン／森下ルセル テラ・コートリル／ファイザー ネオ・メドロール EE ／日本アップジョン、 コルテス／大正	醋酸 methylprednizolone 酯酸 dexametasone 酯酸 hydrocortisone methylprednizolone

因使用方式的不同，類固醇可以成為毒也可以成為藥

類固醇的副作用

許多人剛開始使用類固醇時，發現它對於很多疾病都有效，而將其視為是劃時代的藥物。但是自從發現它具有副作用以後，反而一聽到類固醇就敬而遠之。

直到現在，仍有不少人對類固醇感到不安。但是只要按照醫師的指示，適當的使用，則類固醇也是有用的藥物。

最有效的使用方法就是，最初使用程度較強的類固醇抑制發炎症狀，短期間內減量，更換為較弱的藥物或其他的藥物（非類固醇抗炎症藥物等）。

一般而言，最初是使用較弱的藥物觀察情況，但是若症狀無法好轉，就要先使用效果較強的類固醇，使症狀先減輕。長期塗抹類固醇，會出現皮膚乾燥或變色等現象。此外，也可能會滲透到體內，對其他的部位造成影響，因此不能夠長期使用。

長期使用後若突然停止使用類固醇，則體內某種特定的作用會產生變化，使得平衡瓦解，稱為反彈現象。因為想要恢復原狀的威力太

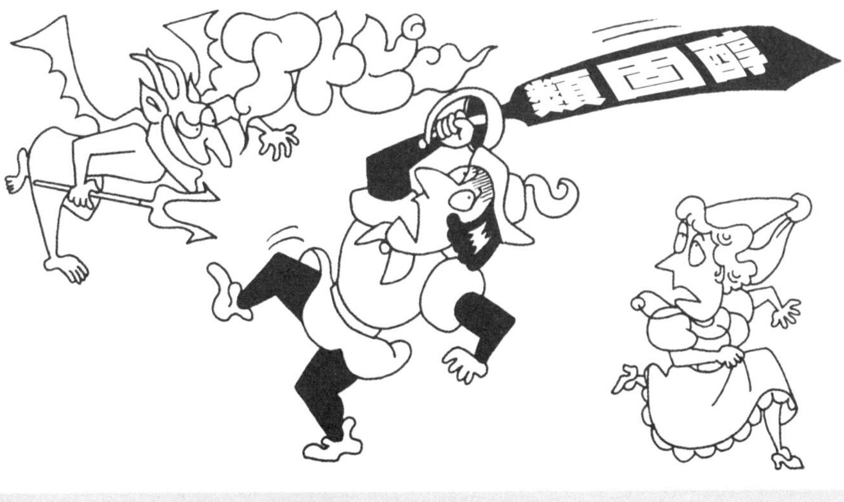

強而造成了反效果，這就是類固醇的副作用問題。圖1是類固醇外用藥的主要副作用。

　不光是類固醇，一般藥物如果不正確使用，都可能會隱藏著危及生命的重大問題。過敏的對症療法目前只能夠使用類固醇。就像感冒發高燒服用抗生素而在較短的時間內就能夠退燒一樣，異位性皮膚炎嚴重時，還是要使用類固醇，當然，只要使用方法正確，就沒有問題。

　圖2則是整理敘述類固醇以外的外用藥供各位作爲參考。

圖1　類固醇外用藥的主要局部副作用

1. 容易形成紫斑
2. 皮膚乾燥發癢，變成好像鯊魚皮一般的乾燥、龜裂
3. 毛細血管擴張、皮膚發紅，出現紅色顆粒
4. 皮膚變薄
5. 由於色素沉積，皮膚變成褐色，色素脫色，變成白色
6. 容易感染細菌、黴菌、病毒等
7. 容易罹患白內障或青光眼

■ 圖2　日本類固醇藥以外的外用藥

	商品名／公司名	藥品名
非類固醇消炎外用藥物	アンダーム／武田	puphexamak
	スタデルム／鳥居	ibuprofen
	ベシカム／久光	piconol
	コソペック／東京田邊	uphenamat
	フエナゾール／北陸	
	トバルジック／日本商事	
	スレンダム／科藥	sprofen
	スルプロチン／日本ケミファ	
	ジルダザック／中外	pendazack
具有保濕作用的外用藥	ウレパール／大塚	尿素 10%
	パスタロン／佐藤	
	ケラチナミン／興和	尿素 20%
	ヒルドイド／マルホ	肝素類似物質
保護藥		
抗組織胺外用藥	レスタミン／興和	difenhydramine
	ベナパスタ／田邊	crotamitone
	オイラックス／日本チバガイキー	

防止引起過敏物質的藥物

抗過敏藥①

■ 圖1　抗過敏藥

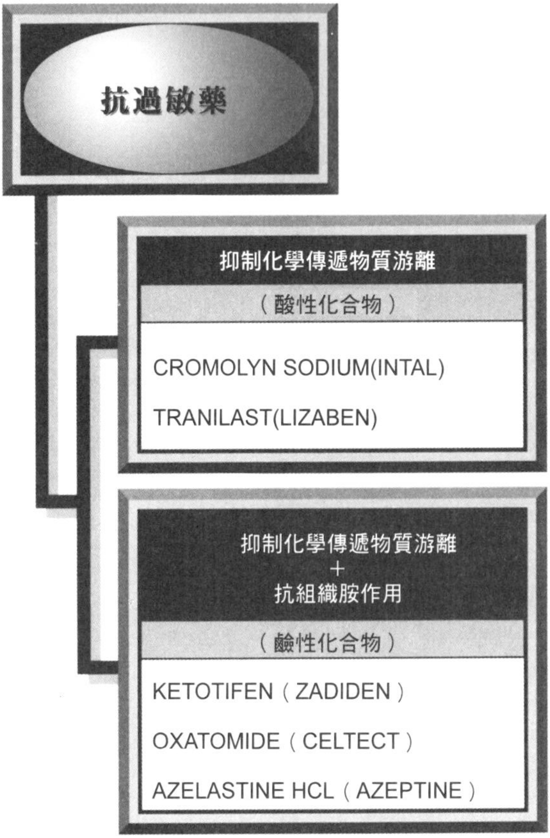

首先，抗組織胺劑是指抑制與組織胺發揮作用的細胞結合的藥物。

抗過敏藥依有無抗組織胺的作用而分爲①不具有抗組織胺作用，由肥大細胞進行化學傳遞物質游離抑制作用的藥物。②不光具有抗組織胺作用，同時兼具化學傳遞物質游離抑制作用的藥物。因構造上的不同，前者又稱爲酸性化合物，後者則稱爲鹼式化合物（圖1）。

酸性化合物的代表，就是CROMOLYN SODIUM以及TRANILAST等。CROMOLYN SODIUM能夠抑制在體內成爲過敏原因的組織胺等物質的發生，緩和因爲食物過敏而造成的異位性皮膚炎、支氣管氣喘、過敏性鼻炎等的症狀。此外，TRANILAST也能夠抑制成爲過敏原因的組織胺，改善支氣管氣喘或異位性皮膚炎等的症狀。

而鹼式化合物的代表則是KETOTIFEN，能夠抑制成爲過敏原因的組織胺的作用，緩和支氣管氣喘或皮膚炎、溼疹等症狀。

食物過敏大多是I型過敏。其發症構造就是過敏原和免疫球蛋白E結合，形成架橋構造。一旦形成架橋構造時，就會刺激肥大細胞的細胞膜。結果則是：

①細胞外的鈣進入內部，將細胞內的組織胺等作用物質送到細胞外。

②因爲形成架橋構造，因此細胞膜構造產生變化，細胞膜活化。因爲酵素的作用，而由二十碳四烯酸製造出無色三烯、前列腺素、凝血黃素等。

①、②的反應同時出現時，就會呈現過敏症狀。

抗過敏藥物中，酸性化合物能夠抑制①的反應。此外，鹼式化合物則會抑制②的反應。

以上所列舉的兩種抗過敏藥，對於異位性皮膚炎、支氣管氣喘、過敏性鼻炎都有效。尤其經口投與CROMOLYN SODIUM，對於食物過敏有效。圖2是市售的抗過敏藥。

■ 圖2 日本市售的抗過敏藥及其適應症

無抗組織胺作用

藥劑(商品名)	適應性 支氣管氣喘 成人・小兒	過敏性鼻炎	異位性皮膚炎	蕁麻疹
aipidei	成人	○	○	
alegizal bemilastone	成人・小兒	○		
intal	成人・小兒	○		
onon	成人			
ketas ※	成人			
sorfa	成人	○		
tazanol tazarest	成人			
domenan bega	成人			
bronica	成人			
lizaben	成人・小兒	○	○	
lomet	成人・小兒			

※適應於腦血管障礙

有抗組織胺作用

藥劑(商品名)	適應性 支氣管氣喘 成人・小兒	過敏性鼻炎	異位性皮膚炎	蕁麻疹
azeptine	成人・小兒	○	○	○
aledion evastel	成人	○	○	○
zadiden	成人・小兒	○	○	○
zeslan nyboladin	成人	○	○	○
celtect	小兒	○	○	○
dalen		○	○	○
lemicut				
trildan	成人	○	○	○
hismanal	成人	○	○	○

類固醇與抗過敏藥的關係

抗過敏藥②

抗過敏藥與類固醇不同，特徵是能夠防止與過敏有關的細胞的作用。

更詳細的說，就是類固醇是抑制發炎症狀的藥物，而抗過敏藥則是能夠有效預防在過敏反應中所產生的各種過程。

抗過敏藥因抑制過敏的程度不同種類也不同。因此，抗過敏藥中含有各種藥理作用不相同的藥物。

如圖1所示，抗過敏藥大致可分爲非特異的化學傳遞物質游離抑制劑，以及特異的化學傳遞物質抑制劑。

非特異的化學傳遞物質游離抑制劑，就是先前所敘述的TRANILAST等。

而特異的化學傳遞物質抑制劑則是：

①組織胺H1—拮抗劑

②凝血黃素A2抑制劑

■ 圖1　抗過敏藥（過敏反應抑制劑）的分類

❶ 非特異的化學傳遞物質游離抑制劑

介體游離抑制劑

Tranilast、Amoxianocus、Lepilinast、Evedilast、Tazanolast、Pemirolast

❷ 特異的化學傳遞物質抑制劑

①組織胺 H_1—拮抗劑

KETOTIFEN、OXATOMIDE、AZELASTINE、TERPHENADIN、ASTEMIZOL

②凝血黃素 A_2 抑制劑

- 凝血黃素合成酵素抑制劑
  OZAGREL
- 凝血黃素 A2 拮抗劑
  SERATRODAST

③無色三烯抑制劑

- 5-脂氧化酶抑制劑
- 無色三烯拮抗劑
  BLANLCAST

④血小板活化因子拮抗劑

⑤細胞分裂素抑制劑

SUPRATAST

③無色三烯抑制劑

④血小板活化因子拮抗劑

⑤細胞分裂素抑制劑

可以做以上的分類。

關於④、⑤方面，目前還在臨床實驗中。

基本上抗過敏藥是口服藥。主要使用目的，則是在利用類固醇抑制局部的發炎症狀之後，爲了長期使得慢性發炎症狀的終止狀態穩定下來、防止復發而使用。

圖2則是抗過敏藥的作用構造。

■ 圖2 抗過敏藥的作用場所

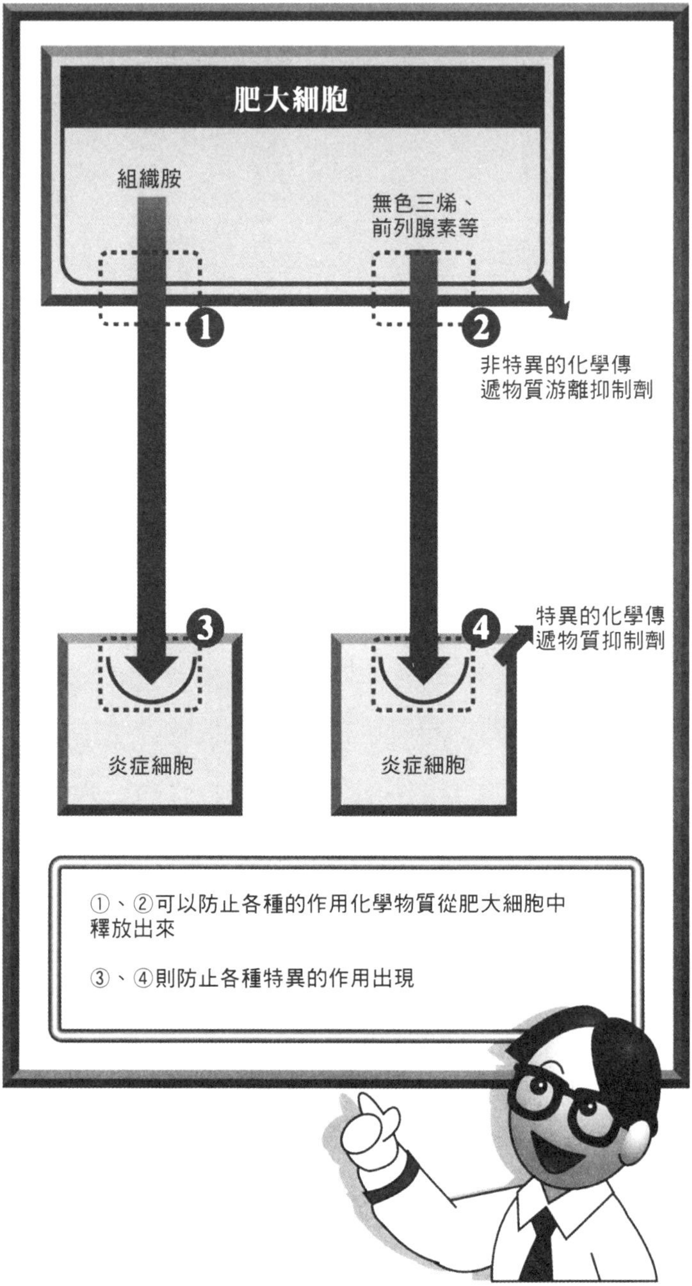

是否存在超越類固醇的藥物呢？

免疫抑制劑

提到免疫抑制劑，大家首先想到的就是臟器移植。但是，除此之外，它也使用於自體免疫疾病或是過敏中。

免疫抑制劑到底是什麼東西呢？它是用來抑制過敏或自體免疫疾病、臟器移植等所出現的排斥反應的藥物。排斥反應（圖1）是動員所有免疫系統的各種排除反應的作用來排除異己的反應。一旦出現排斥反應時，基本上無法進行移植，但是現代醫學科學進步的結果，想出很多抑制這個排斥反應的

■ 圖1　排斥反應的構造

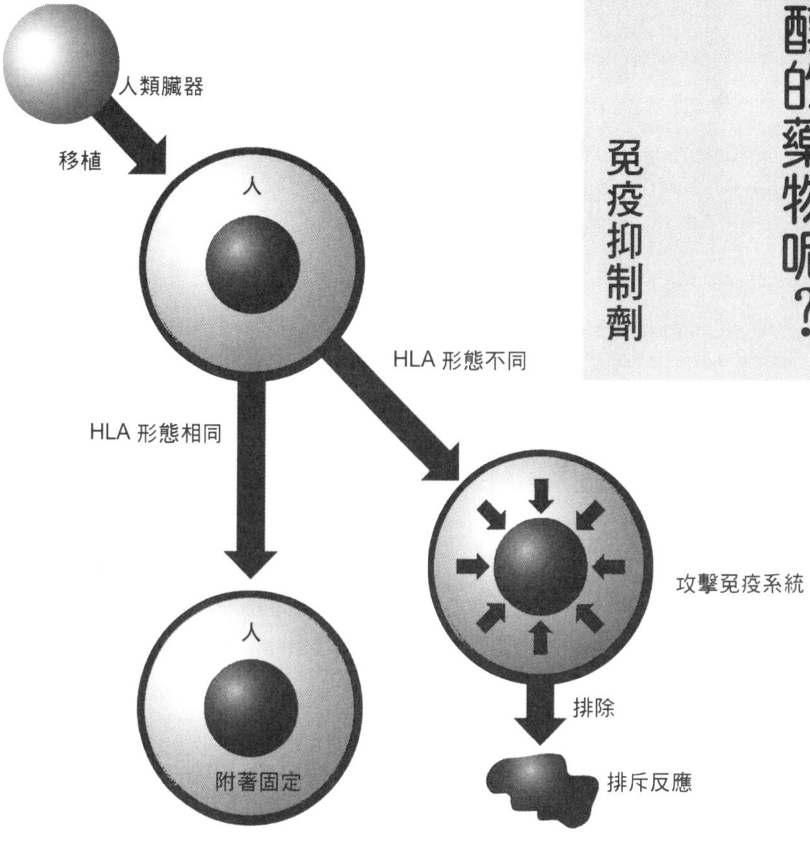

方法。

其中，像免疫抑制劑則是抑制排斥反應的有力藥物。

代表性的免疫抑制劑，包括環孢素、FK506、AZATHIOPRINE，以及抗人類淋巴球抗體等（圖2）。

這些免疫抑制劑中，與食物過敏有關的就是FK506。這是由日本藤澤藥品開發出來的世界著名的藥物，和環孢素同樣對於心臟移植方面的進步有所貢獻。不過，在日本還有其他未經許可使用的藥物。

含有FK506的軟膏，對於異位性皮膚炎非常有效。在過敏中，像嗜酸性白血球這個白血球，可能是引起發炎症狀的原因，而FK506能夠抑制嗜酸性白血球動員起來，抑制過敏的發炎症狀。此外，免疫抑制劑的軟膏就是環孢素。

但是，藥物也有反作用（副作用）。免疫抑制劑並不是只對某個部分產生效果。它會抑制全身的免疫機能。因此換個角度來看，甚至連健全部分的機能也會被減弱。所以要考慮全身的免疫系統的平衡來使用免疫抑制劑。

■ 圖2　環孢素以及FK506的作用構造

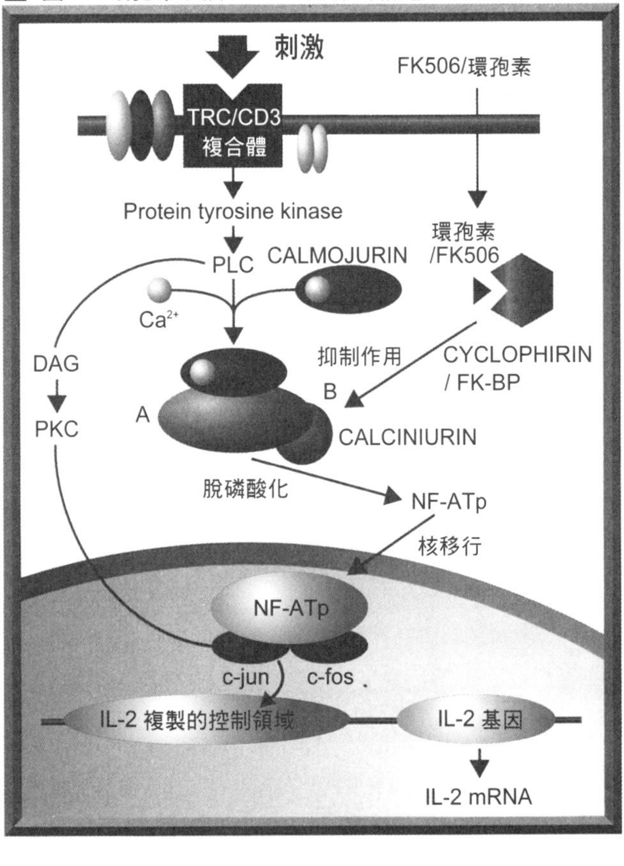

今後基因治療將成為主流

未來的過敏治療法

最後，簡單的來探討一下今後治療過敏的進步情況。

到目前為止，都是以食物過敏為主來探討問題，不過不光是食物過敏，對於一般過敏到底開發出了哪些治療法，我想為各位說明一下。

今後治療過敏將以基因治療為主流。過敏的確和基因有關，但是一定要鑑定出與過敏有關的基因。目前已經明白一部分的過敏相關基因，不過還是有待今後的研究。

基因的鑑定，基於人類染色體組計劃的研究，目前正在急切的進行中。可能在21世紀較早的時期，就能夠鑑定出與疾病有關的許多基因。

如果進行基因的鑑定，就可以開始進行與過敏有關的基因的治療法及藥物效果的實驗。當然不能夠以人體來進行臨床實驗。不過，像近來成為話題的複製羊桃莉等動物，就可以用來做實驗。到時候基因工學就又向前邁進了一大步。

此外，如第6章所說明的肽療法或經口免疫耐受性的治療，相信會更為進步。

包括食物過敏在內的過敏，與我們的生活有密切的關係。21世紀會成為什麼樣的社會，我不知道，但是現在的過敏即使能夠治癒，有可能又有新的過敏出現。這是因為飲食生活進步與變化而產生食物過敏所致。

因此，盡量減輕過敏症狀，與過敏共存，這是最好的過敏對策。

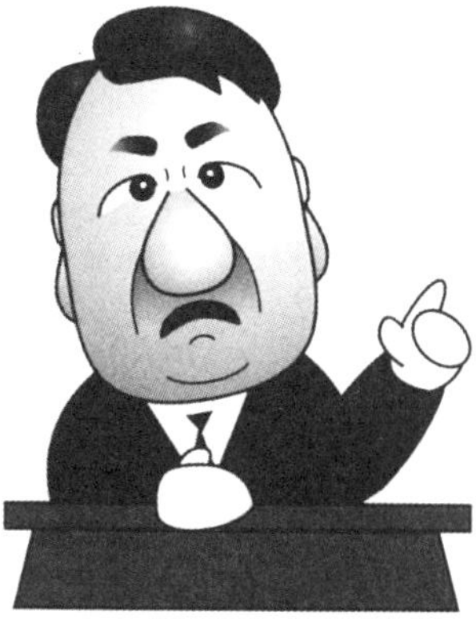

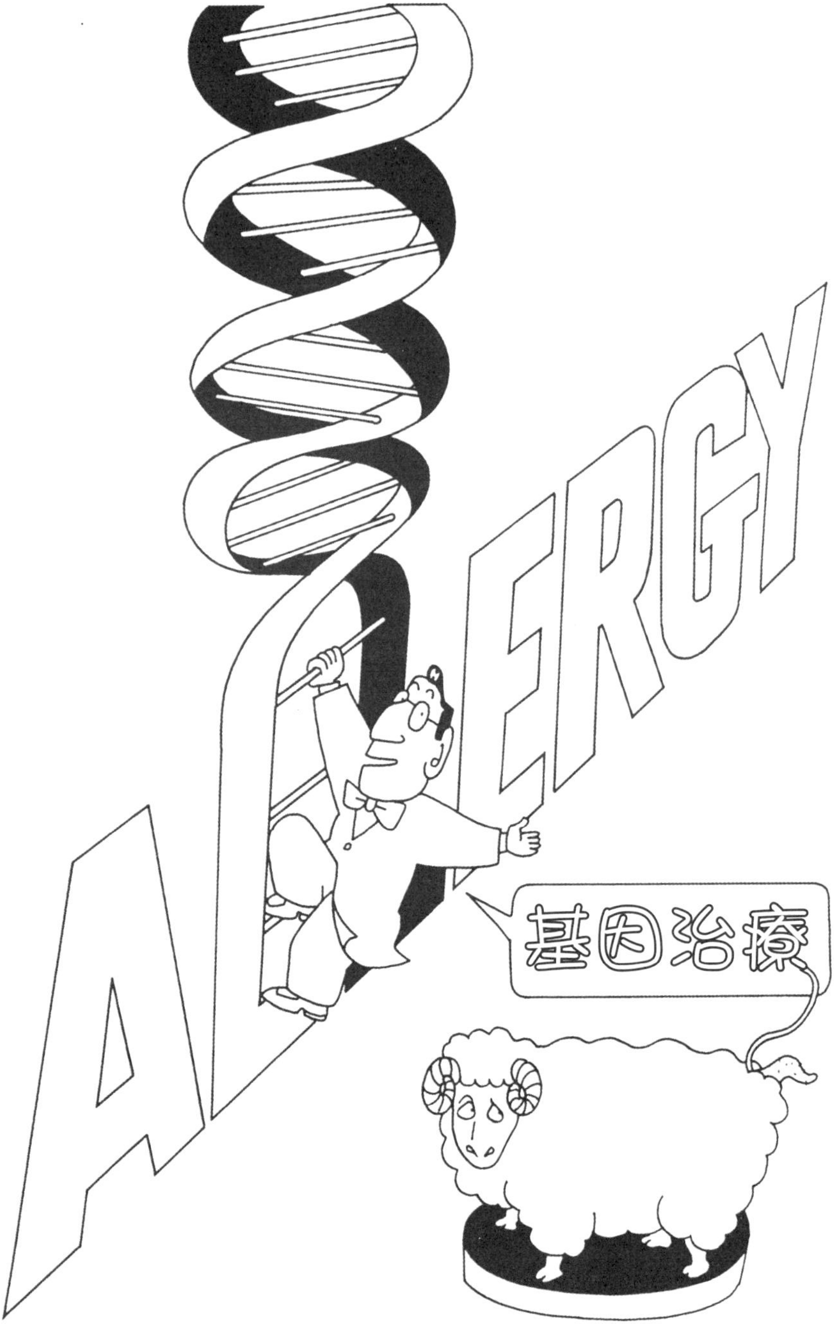
ERGY
基因治療

通俗的·生活的
科學視界24

圖解過敏與免疫的機制

著　　者／上野川修一
審　　訂／譚健民
譯　　者／施聖茹
主　　編／羅煥耿　責任編輯／翟瑾荃
編　　輯／黃敏華
美術編輯／林逸敏、鍾愛蕾

發 行 人／簡玉芬
出 版 者／世茂出版有限公司
地　　址／(231)台北縣新店市民生路19號5樓
登 記 證／局版臺省業字第564號
電　　話／(02)2218-3277　傳眞／(02)2218-3239
劃　　撥／19911841・世茂出版有限公司
　　　　　單次郵購總金額未滿500元(含),請加50元掛號費
電腦排版／辰皓國際出版製作有限公司
製版印刷／長紅印製企業有限公司

初版一刷／2002年(民91)4月
　　五刷／2008年(民97)11月

定價／180元

國家圖書館出版品預行編目資料

圖解過敏與免疫的機制 / 上野川修一作；施聖茹譯. -- 初版. -- 臺北縣新店市：世茂, 民 91

面；　公分.　（科學視界：24）

ISBN 957-776-342-1(平裝)

1. 過敏症 2. 免疫學

415.27　　91004171

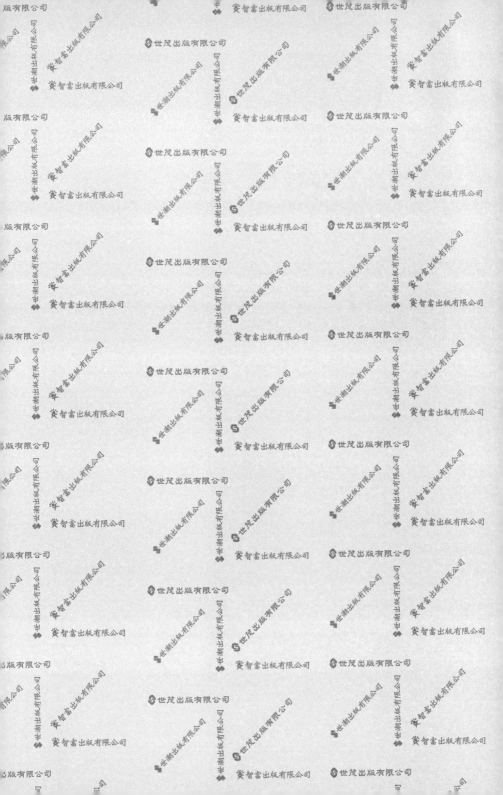

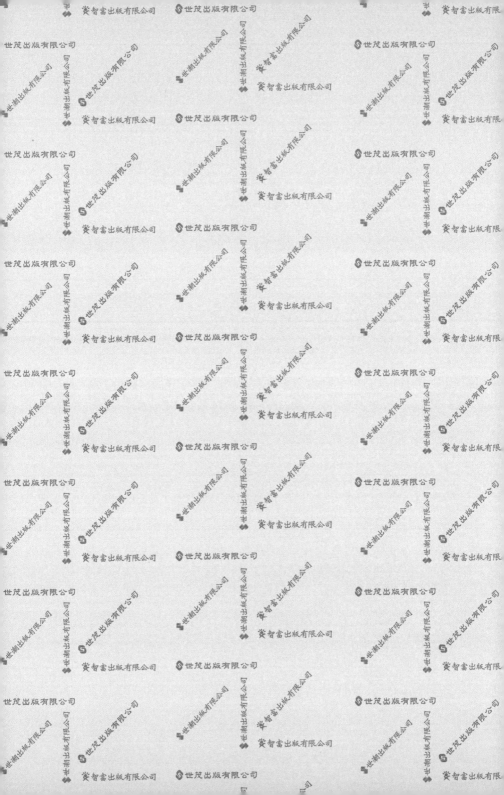